ESSAIS

DE

MÉDECINE SOCIALE

MAJOR RICHARD C. CABOT

Chef du Service Médical à l'Hôpital N° 6 des Armées
Américaines en France. — Chef du Service Médical de
l'Hôpital Général de Massachusetts à Boston. — Professeur de Médecine à l'Université de Harvard.

AUTEUR DE :

What Men Live By. Houghton, Mifflin & Co.,
Boston.

Social Service and the Art of Healing. Moffatt,
Yard & Co., New-York.

The Layman's Handbook of Medecine. Houghton
Mifflin & Co., Boston.

Differential Diagnosis (2 vols). W.B. Saunders & Co.,
Philadelphie.

The Training and the Rewards of a Physician.
Lippincott & Co., Philadelphie.

Major RICHARD C. CABOT

ESSAIS

DE

MÉDECINE SOCIALE

LA FONCTION DE LA VISITEUSE A DOMICILE

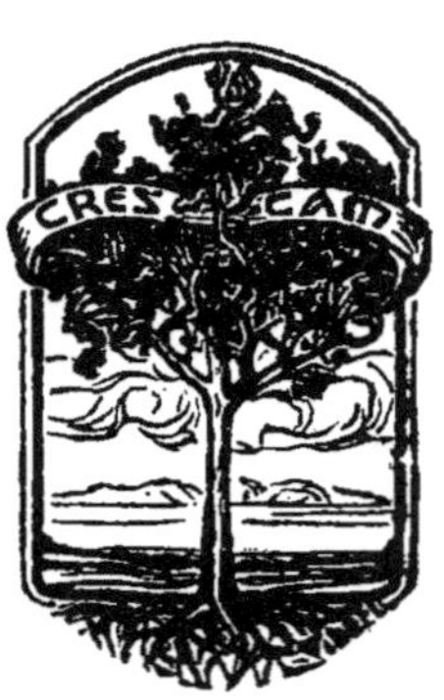

ÉDITIONS GEORGES CRÈS ET Cie
116, BOULEVARD SAINT-GERMAIN, PARIS
5, RAMISTRASSE, ZURICH

MCMXIX

ESSAIS

DE

MÉDECINE SOCIALE

INTRODUCTION

Historique de l'assistance sociale dans ses rapports avec la médecine.

La profession de l'assistante sociale, qui fera l'objet de ce chapitre, s'est développée aux États-Unis tout spécialement pendant ces vingt-cinq dernières années. Il existe, aujourd'hui, plus de vingt mille assistantes sociales, et chaque année deux à trois cents prennent leur diplôme à New York, à Boston, à Chicago, à Philadelphie et à Baltimore. Cette occupation reçoit divers noms suivant l'attribution spéciale qui incombe à la visiteuse : il y a des assistantes sociales dans les hôpitaux, dans les usines, les écoles, et les cours de justice. Dans les hôpitaux on appelle ces visiteuses « *medical-social workers* », parce que leur travail est à la fois médical et social. Dans les usines, elles reçoivent le nom de « *welfare workers* », parce que là il s'agit du bien-être des travailleurs. Dans les écoles on les désigne par « *home and school visitors* », parce qu'elles visitent à la fois les écoles et le domicile. Enfin dans les cours de justice on les appelle « *probation officers* », parce que les détenus leur sont confiés par le juge pendant une période dite d'épreuve (ou de probation).

Bien que toutes ces institutions se soient développées indépendamment les unes des autres, on retrouve tout de même à la base de chacune le même motif fondamental. C'est pourquoi nous étudierons tout au début la base de cette institution, laquelle base s'est ramifiée ainsi que nous l'avons expliqué précédemment. A quoi pourrait-on attribuer cette recrudescence dans l'enrôlement d'une nouvelle armée d'assistantes ? Tout simplement, à ce qu'on s'est aperçu, dans les hôpitaux, les usines, les écoles, les cours de justice, qu'on avait affaire à une trop grande masse d'individus pour qu'il soit possible de s'occuper attentivement de chacun. L'individu en est arrivé à représenter ainsi un type, et le spécimen une classe. Evidemment un individu peut toujours être considéré comme membre d'une classe, et quelquefois il faut le traiter en type sans souligner son individualité. C'est ainsi que dans les usines, l'individu sera classé parmi les ouvriers, dans les écoles parmi les élèves, dans les hôpitaux parmi les malades. Mais en suivant ce procédé, il faut toujours éviter d'être inhumain, c'est-à-dire qu'il ne faut pas négliger de rechercher les traits caractéristiques de chaque individu, qui sont fort appréciables et de la plus haute importance, si nous voulons obtenir un résultat quelconque sur l'individu. C'est cette constatation qui a amené les ramifications dont j'ai précédemment parlé dans la profession de l'assistante sociale. La fonction principale de l'assistante sociale est de s'occuper attentivement de tous les besoins de l'individu, qui pourraient autrement être négligés, et c'est dans les hôpitaux, les écoles, les usines, les cours de justice, que l'on découvre ces besoins.

Dans la sphère médicale on distingue deux grandes branches : le diagnostic et le traitement. De même dans l'éducation de l'enfant il est nécessaire de diagnostiquer sa nature, ses aptitudes, et de le traiter selon son individualité. Les autorités compétentes dans cette question ont reconnu qu'il était de toute importance de chercher à comprendre l'enfant en particulier et non en général, de tenir compte de ses besoins, de ses difficultés, de la raison même pour laquelle il est en retard sur les autres enfants du même âge. C'est ici qu'apparaît alors le rôle indispensable et délicat de l'assistante sociale. Celle-ci par ses visites à la maison de l'enfant, pourra se rendre compte de son existence intime et de son caractère, et en instruire ensuite le professeur, qui dirigera alors l'enfant avec plus de succès. C'est ce que nous appelons le « traitement éducatif » de l'enfant·

Dans les cours chargés de juger l'enfant, le juge doit connaître d'une manière précise les traits caractéristiques et la nature de l'enfant, les circonstances, et les tentations qui l'ont amené à commettre le délit pour lequel il est inculpé. Nous appelons ceci le « diagnostic pénal ». C'est alors que le « *probation officer* » devra observer la conduite de l'inculpé chez lui, étudier et noter toutes les circonstances ou influences physiques et morales qui ont pu déterminer l'enfant à agir ainsi. Il devra savoir, par exemple, pourquoi ce jeune garçon a commis tel ou tel larcin, en quoi il diffère des autres voleurs de son âge. Connaissant tout ceci, le juge sera mieux guidé pour décider des mesures à prendre dans le traitement de l'inculpé, mesures qui tendront à refaire de l'individu un membre sain dans la société. Nous appelons donc ceci le « traitement pénal ».

Dans les usines importantes, le but principal que se proposent les patrons en s'assurant le concours d'un « *welfare worker* », est de donner à ses ouvriers ou employés le maximum de bien-être possible, afin de les entretenir dans un état d'esprit tel qu'ils fourniront un excellent travail dans de bonnes conditions, sans songer à changer de métier. Autrefois, quand les usines ou les magasins étaient peu importants, et que par conséquent les relations de patron à employé étaient plus rapprochées, le besoin d'un intermédiaire tel que le « *welfare worker* » ne se faisait point sentir. Le patron pouvait garder des rapports étroits avec ses employés. Il était à même non seulement de contrôler leur travail, mais encore de s'intéresser à leurs conditions d'existence et à leurs besoins matériels, à leurs joies et à leurs malheurs ; il pouvait les aider pécuniairement et moralement, connaissant leur personnalité. Dans les temps modernes, où l'industrie a pris tant d'extension, les rapports entre patron et employé, qui n'existent pour ainsi dire presque plus, doivent être remplacés par le concours d'un médiateur tel que le « *welfare worker* ».

C'est par ce même procédé d'évolution, joint à l'augmentation des groupes, jusqu'à ce que ceux-ci deviennent finalement incontrôlables, que l'on a été conduit à se servir d'auxiliaires « sociaux » dans d'autres institutions.

C'est parce que le maître d'école a trop d'élèves qu'il ne peut s'occuper de chacun en particulier, les connaître à fond, ou voir leurs familles, qu'il doit recourir à la visiteuse à domicile.

C'est parce que le juge doit interroger tant d'inculpés qu'il ne peut accorder une attention approfondie sur tous les détails caractéristiques de chaque sujet, qu'il doit se faire aider par le « *probation officer* ».

Et si nous considérons toutes les raisons pour lesquelles l'assistante sociale est devenue indispensable dans les meilleures dispensaires des Etats-Unis, nous voyons que c'est justement en raison du nombre toujours grandissant des malades. Jadis, et surtout dans les petites villes, un médecin pouvait

aisément s'occuper de la santé de ses malades,
les suivre pas à pas dans leurs maladies ; il
s'intéressait à chaque membre de la famille,
non seulement comme docteur mais encore
comme ami. Il les rencontrait dans le voisinage, à l'église, dans les réunions publiques,
dans les foires et fêtes villageoises. Et par
conséquent quand il avait à soigner des malades, il profitait de sa double expérience, d'a-
bord comme docteur et ensuite comme ami,
pouvant ainsi ajouter à ses capacités professionnelles, à son diagnostic, à ses ressources
thérapeutiques, ses connaissances psychologiques.

Mais le sujet spécial de ce chapitre est le
rapport de l'assistante sociale avec le dispensaire, et là, nous trouvons encore bien
des raisons à ajouter à celles que nous avons
déjà exposées. Dans les dispensaires, le nombre des consultants s'est énormément aug-
menté, parce que les gens se sont rendu
compte que la fréquentation du dispensaire
est beaucoup plus profitable aujourd'hui qu'autrefois. Le développement de la science médi-

cale et les ressources mises à la disposition des dispensaires pour le diagnostic et le traitement, ont contribué à attirer beaucoup de malades. Mais, ces nouveaux progrès et ces ressources ont compliqué le travail du docteur dans le dispensaire en ce sens qu'il lui est plus difficile de se rappeler le cas spécial de chaque malade, et tous les détails qui s'y rapportent, tels qu'ils se présentent avec les ramifications complexes du diagnostic et du traitement moderne, notamment dans la physique, la chimie, la physiologie, et la biologie.

Autrefois, le dispensaire, comme son nom l'indique, désignait l'endroit où l'on distribuait les médicaments en flacons ou en boîtes. Le malade indiquait le nom de sa maladie ou de son indisposition et le remède approprié lui était remis. C'était simple et rapide, et n'exigeait ni examen approfondi du malade, ni travail prolongé. D'autre part il n'y venait qu'une classe bien définie : la classe pauvre ; il n'y avait aucun danger que les personnes dans le besoin viennent en trop grand nombre au dispensaire et empêchent ainsi le docteur de faire son travail d'une façon assidue. Pendant ces vingt-cinq dernières années, il s'est produit un changement complet dans l'organisation du dispensaire, surtout aux États-Unis. Le dispensaire a reçu une vigoureuse impulsion, et a repris une vitalité nouvelle. Et cela, principalement parce qu'il a été associé aux universités et qu'il est devenu terrain des études médicales. Sous ces influences il s'est développé dans deux branches principales. D'abord il s'est contraint à adopter les méthodes modernes telles que l'exactitude dans le diagnostic, l'emploi des instruments de précision, la spécialisation, la répartition des fonctions entre divers collaborateurs pour appliquer ces méthodes perfectionnées. Le docteur de dispensaire ne se contente plus de soigner soit un mal de tête, soit une toux, par un antidote, ou de donner telle ou telle drogue contre tel ou tel symptôme. Il cherche à connaître la maladie cachée, la constitution de l'individu, et les phases de son existence physiologique, au cours de laquelle les souffrances du malade se sont élevées comme l'écume qui monte à la surface de la mer.

Mais comment le docteur obtiendra-t-il ces connaissances détaillées sur la vie du malade en dehors du dispensaire, et sur les souffrances auxquelles le malade demande du soulagement ?

Il se heurte encore à de plus rudes difficultés une fois que son diagnostic est prononcé, et qu'il aborde la question de traitement. Car depuis les progrès réalisés par la science médicale, fort peu de docteurs sont d'avis que beaucoup de maladies peuvent être guéries au moyen de remèdes. La grande majorité du corps médical dans le monde entier déclare que sur les cent cinquante maladies nettement exposées dans nos ouvrages de médecine, nous n'avons pu trouver de remède vraiment efficace que pour sept ou huit d'entre elles. Qu'est-ce qui peut remplacer les remèdes dans le traitement du dispensaire ? Dans les hôpitaux, les malades ont un régime spécial, ils jouissent du bienfait sans rival du repos et du lit, et des soins des infirmières. Mais dans les dispensaires tout cela est impossible. Que peut-on faire pour y re-médier ?

Pendant de longues années cette question est demeurée sans réponse dans les dispensaires américains parce qu'une habitude pernicieuse s'y était infiltrée, qui consistait à donner aux malades ce que nous appelons en Amérique *placebos*, c'est-à-dire des remèdes qui n'ont réellement aucune action sérieuse ni en bien, ni en mal, mais qui sont donnés en partie parce que le malade pense qu'il doit prendre quelque chose, et aussi parce que le docteur ne sait pas par quel autre moyen lui donner satisfaction.

C'est pendant cette période malheureuse, étape pénible dans les développements de nos dispensaires, que nous avons reçu une aide précieuse de la France. Et nous sommes d'autant plus désireux de proclamer cette aide, qu'elle n'a jamais été pleinement appréciée dans le passé. Nous, Américains, n'avons pas été reconnaissants à la France des services qu'elle nous a rendus sur le terrain médical, et encore moins dans les phases importantes de notre vie nationale. C'est pourquoi nous devons aujourd'hui plus que jamais exprimer notre reconnaissance. C'est particulièrement au travail du fameux Dr Calmette de Lille, que nous devons cette aide.

Calmette considère le dispensaire anti-tuberculeux comme un foyer de combat contre la tuberculose. De plus il recommande les visites domiciliaires. Le rôle de la personne chargée de faire cette visite ne peut être exactement le même que celui de l'assistante sociale, et cependant on peut dire qu'il en a tiré son origine. Autant que je sache, Calmette est, dans la lutte contre la tuberculose, l'innovateur de la méthode qui consiste à soigner la maladie simultanément au domicile et au dispensaire.

Dans l'idée de Calmette, le rôle de la visite domiciliaire était un perfectionnement à ses études bactériologiques. La visiteuse d'hygiène tenait une place importante dans sa méthode antiseptique, laquelle consistait à détruire les bactéries au moyen de la désinfection et de la stérilisation des crachats de la maison et du linge du malade. Mais en Amérique l'assistante sociale s'occupe davantage de prendre les mesures d'hygiène telles que d'améliorer les conditions de logement du malade, de lui procurer le plus de soleil et d'air frais possible, de lui donner une bonne nourriture, et *par-dessus tout d'indiquer au malade la nature de sa maladie et ce qu'il doit faire pour la combattre.* Mais nous devons surtout être reconnaissants au Dr Calmette de nous avoir indiqué la visiteuse d'hygiène comme la liaison entre le dispensaire et le domicile du malade.

C'est cette idée que nous avons prise comme base non seulement pour le traitement de la tuberculose, mais encore dans bien d'autres maladies. Nous avons encore adopté une autre idée de Calmette, d'abord pour la tuberculose, et ensuite pour d'autres maladies. Comme Calmette, nous avons foi dans les mesures scientifiques d'hygiène, qui mettent en pratique nos connaissances sur la nature de la maladie que nous combattons. Les mesures recommandées par Calmette suivent la science sûre de la médecine préventive que nous avons pris l'habitude d'associer au nom de l'Institut Pasteur, et dont ce grand savant a été l'instigateur.

La concentration de l'intérêt sur une maladie unique, méthode qui, autant que je sache, a son point de départ dans les dispensaires anti-tuberculeux de Calmette, a produit de nombreux et excellents résultats. Elle a d'abord permis à la science de vaincre une fois de plus par la division du travail, de venir en aide à l'humanité en s'attaquant à une seule tâche à la portée de ses moyens. Cette séparation des malades en groupe, pour le traitement d'une maladie unique, a été suivie avec enthousiasme en Amérique, et, comme bien d'autres idées de Calmette, appliquées dans des domaines dont il ne s'est jamais soucié.

Nous avons, ainsi, des classes spéciales pour les maladies de cœur, le diabète, la syphilis, les troubles digestifs des enfants, et pour la poliomyélite. Nous avons obtenu d'excellents résultats en déterminant un jour spécial, une heure spéciale, pendant lesquels certains docteurs et assistants se consacraient particulièrement à l'étude d'une maladie déterminée. Nous avons même fait usage de méthodes scolaires, donnant des conseils à des groupes de malades, exactement comme nous le ferions pour des écoliers.

Mais le point de vue de Calmette dans sa campagne anti-tuberculeuse, celui du bien public, a rendu chez nous, en Amérique, un autre service important. Il nous a libérés de l'idée erronée que les dispensaires ne sont utiles qu'aux pauvres gens. Mais la tuberculose, comme bien d'autres maladies, s'attaque aux individus sans distinction de fortune ou de rang social.

A l'égard de l'Etat, le tuberculeux est aussi dangereux, que ses revenus soient au-dessus ou au-dessous d'un certain chiffre, et le tuberculeux guéri est aussi précieux par ses forces vives, qu'il appartienne ou non au groupe arbitrairement désigné sous le nom de « pauvres ». Avec l'institution de ces dispensaires anti-tuberculeux et de leurs assistantes sociales, la pauvreté individuelle a cessé d'être un titre d'admission, surtout depuis que les différents États ont pris à leur charge l'établissement et l'entretien d'un grand nombre de dispensaires; tous les citoyens participent donc, par le paiement de l'impôt, aux frais qu'ils nécessitent. Quiconque a le malheur d'être atteint de tuberculose se trouve ainsi pleinement justifié en allant réclamer aide et assistance à un dispensaire publique.

La campagne anti-tuberculeuse a eu plus de succès à cet égard que dans sa lutte contre la maladie elle-même. Elle a démontré la possibilité immédiate d'appliquer ces méthodes dans d'autres domaines que celui de la tuberculose; l'emploi des assistantes sociales dont j'ai déjà parlé en est un premier exemple. Sa suppression des distinctions de fortune en est un second, et le troisième est une entière confiance dans les mesures scientifiques, et l'abandon du charlatanisme à ceux qui ne prétendent avoir ni l'éducation, ni l'honnêteté d'un véritable homme de science.

Ici je veux parler d'un autre important apport français dans le domaine d'une institution pleinement développée aujourd'hui aux États-Unis, et que nous appelons « home visiting ». Je veux dire ce qui est ordinairement désigné ici sous le nom d'œuvre Grancher. Grancher partit, comme Calmette, de la solide base de l'étude bactériologique. Il était d'avis que les enfants doivent être soigneusemen' écartés de toute personne atteinte de tuberculose, parce que l'enfant est plus sensible que tout autre à la contagion tuberculeuse, bien qu'on puisse rarement en dénoter chez eux les signes extérieurs avant plusieurs années. Je ne vais pas m'engager ici à démontrer quels bénéfices on a pu retirer de cette lutte contre la tuberculose en adhérant aux théories du grand chef et le rôle que celles-ci ont joué dans les succès obtenus aux États-Unis et dans d'autres pays. Mais ce qui m'intéresse particulièrement, et qui est en rapport avec le sujet de ce chapitre, c'est que les procédés suggérés par Grancher ont amené les docteurs qui entraient en contact avec les tuberculeux des dispensaires à étendre leur intérêt aux autres malades qui ne se présentaient pas au dispensaire.

La transformation qui s'est opérée n'apparaît pas à première vue dans toute sa magnitude. Jusqu'alors le médecin avait joué un rôle passif. Il se bornait à s'occuper des malades qui se présentaient à son dispensaire. Son attitude n'était ni active, ni agressive, il ne cherchait pas à découvrir ceux qui ne venaient pas réclamer ses services. Dorénavant le docteur n'est plus simplement un homme à la disposition des quelques malades que les forces incalculables de l'usage, des on-dit, du voisinage peuvent lui amener. Il est devenu le lutteur qui entre en guerre contre la maladie, cherche partout à la découvrir. Cette transformation marque une époque de changement complet. Ainsi pour la première fois il adopte des mesures préventives, lesquelles permettent de détruire les germes de la maladie, ou même d'en empêcher l'éclosion. Il n'attend plus que la maladie ait fait de tels progrès que les sujets atteints s'en rendent compte eux-mêmes, et se voient obligés devant les progrès du mal de réclamer l'aide médicale ; aide qu'ils ne demandent d'ailleurs qu'à la dernière extrémité. Au point de vue de la santé publique et de l'intérêt commun ceci est désastreux, car il est trop tard et le mal a pris racine. C'est exactement comme si quelqu'un examinait un ascenseur une fois l'accident arrivé, au lieu d'avoir pris des précautions pour empêcher la mort ou la mutilation d'un certain nombre de personnes.

Dans cette offensive menée contre la tuberculose, quiconque connaît des enfants de parents tuberculeux les amène au dispensaire ; là on les examine, on les sépare de leurs parents malades. Ceci est le rôle de l'assistante sociale, qui devra encore s'occuper de l'aide pécuniaire permettant d'isoler l'enfant.

Dès 1895, les réformes introduites par Calmette et Grancher dans le domaine de la tuberculose avaient déjà modifié et amélioré le traitement donné dans les dispensaires américains non seulement pour la tuberculose mais pour toute autre maladie. Ces réformes ont favorisé surtout l'extension du « *home visiting* ». Suivant les lignes indiquées d'abord par Calmette et par Grancher, et ensuite vers d'autres buts que l'exercice de cette méthode même amena à découvrir, on comprit qu'il était nécessaire de connaître la famille et les conditions d'existence du malade chez lui, afin de le bien soigner quand il se présente au dispensaire, et que ce fait s'appliquait à toutes sortes de maladies. Mais à l'heure actuelle, cette nouvelle méthode d'offensive contre la maladie commence à trouver ailleurs un autre support.

Pour expliquer clairement la nature de ce support aux principes introduits par Calmette et Grancher, il est nécessaire que je fasse une courte digression, afin d'expliquer un système qui semble s'être répandu davantage en Amérique qu'en France, et qui pourrait ne pas être connu de mes lecteurs.

Cette organisation consiste principalement à associer et à coordonner les efforts de toutes les diverses œuvres de bienfaisance qui exercent leur activité dans une ville. En Amérique aussi bien qu'en France, les œuvres charitables d'initiative privée sont provoquées par la conscience qu'a un groupe du besoin d'assistance nécessité par une certaine crise, et l'intérêt urgent que ce groupe lui témoigne. C'est ainsi que nous voyons des œuvres entièrement consacrées aux condamnés libérés, aux familles indigentes, à l'enfance, pour la protéger contre les mauvais traitements ou autres sévices contre ses droits, aux filles de mauvaise conduite. A celles-ci il y a lieu d'ajouter les œuvres de charité spéciales à des groupes formés suivant la race ou la religion, telles que les œuvres catholiques ou israélites.

La multiplicité, dans les villes modernes, de ces œuvres qui opèrent chacune pour leur compte sans se préoccuper les unes des autres, aboutit inévitablement au désordre et à la confusion. Il n'y a sans doute pas de groupe, politique ou religieux, assez sage pour veiller aux intérêts de tous ces divers groupes avec autant de zèle que chacun d'eux en a s'il lui est permis de s'adonner exclusivement au genre d'activité qui concorde le mieux avec ses goûts. Il est évident toutefois que les activités de ces divers groupes feront souvent double emploi, ou que les efforts des uns entraveront ceux des autres, qu'une même famille recevra l'assistance de plusieurs groupes, que les renseignements utiles obtenus par les uns seront perdus pour les autres. Sans aucun doute, il est essentiel d'établir une coopération, une coordination, si ces divers groupements veulent accomplir un maximum de bien avec un minimum de gaspillage d'énergie, de doubles emplois et de froissements.

Cette organisation existe déjà aux États-Unis et en Angleterre, sous forme d'association ou fédération des œuvres de bienfaisance, au sein de laquelle chacune conserve son indépendance financière et administrative, tandis qu'un lien commun les unit sous forme de renseignements réciproques, appelé « confidential exchange », et par la volonté de chacune de comprendre les efforts des autres et de lui laisser le champ libre dans la direction que celles-ci se sont choisies. Les différentes œuvres de bienfaisance se font ainsi appel les unes aux autres, exactement comme les différents bureaux d'un ministère ou les docteurs d'un même hôpital se divisent le vaste champ de la maladie humaine selon leurs connaissances, leurs intérêts, leurs aptitudes.

Pendant une dizaine d'années, jusqu'en 1915, j'ai eu l'avantage de faire partie du conseil d'administration d'une œuvre s'occupant d'enfants, et subventionnée par la charité privée. On s'y occupait des enfants abandonnés, des orphelins, de ceux qui sont en butte aux mauvais traitements, des enfants vicieux ou qui ont des tares héréditaires, des sujets indisciplinés et qui ne peuvent être gardés dans les écoles. Cette société m'a fourni un champ d'expériences qui m'a permis de me documenter, et m'a procuré nombre de connaissances sur l'enfance.

J'ai observé attentivement le travail fait par nos agents délégués pour l'étude du caractère, des dispositions, antécédents, état physique, et atavisme des enfants, leurs aptitudes en classe, le tout catalogué en des fiches établies pour chaque sujet.

J'ai été frappé par la manière dont ces délégués savaient tirer profit, au sujet de l'enfant amené par ses parents ou tout autre protecteur, de tous les renseignements ou expériences de ceux qui n'étaient pas dans sa sphère. On s'assurait d'abord la collaboration sans réserve du professeur, en le priant de donner le résultat de ses observations sur l'enfant : puis on décidait, de concert avec elle, du plan de traitement à suivre.

Au médecin on demandait d'établir un rapport sur l'état physique ou psychologique de l'enfant. Ainsi à cette science on devait des renseignements souvent forts différents de ceux donnés par le professeur et la visiteuse d'hygiène. On arrivait même à compléter le tout par le concours moral du prêtre de la famille (lorsque la chose était possible), et enfin, si celle-ci se trouvait aux prises avec des difficultés pécuniaires, on faisait des démarches auprès d'une œuvre susceptible de fournir des secours, de telle sorte que l'amélioration de la situation des parents rejaillisse sur l'enfant.

Dans l'étude approfondie que j'ai pu faire de cette méthode pendant plusieurs années, j'ai assurément rencontré des imperfections et des erreurs, mais elles étaient largement compensées par les heureux succès obtenus. Ce qui m'a certainement le plus frappé, c'est l'organisation concourrant à la concentration de tous les efforts, de tous les talents, de toute la science et l'habileté de spécialistes de toute sorte, pour qu'un enfant déshérité puisse profiter des bénéfices qui dépassent, par la réunion de concours si précieux, tout ce qu'un individu seul, quelques bonnes intentions qu'il puisse avoir, ne saurait lui procurer.

Dans un grand nombre de villes américaines, la profession médicale a pris sa part des efforts accomplis par les institutions charitables pour subvenir aux besoins des pauvres. Mais elle n'a jamais été unie intimement à ces institutions. Quelques médecins enclins à la charité, amis personnels des directeurs, donnaient gracieusement des consultations, des avis médicaux, par téléphone ou de toute autre manière. Des soins physiques étaient donnés aussi, par l'intermédiaire des hôpitaux et dispensaires, à des personnes qui, en raison de leurs difficultés d'ordre économique ou de toute autre infortune, avaient attiré sur elles l'attention des différentes œuvres de charité. Mais il n'y avait pas assez d'union entre les œuvres médicales, hôpitaux, dispensaires, maisons de convalescence, bienveillances individuelles, d'une part, et les œuvres de charité d'autre part.

A cette époque, c'est-à-dire en 1903, j'avais été, depuis plusieurs années déjà, médecin de dispensaire, m'intéressant surtout à l'amélioration des méthodes de diagnostic suivies dans les dispensaires, et cherchant à assurer au malade un diagnostic aussi scientifiquement établi, aussi correct, qu'il y aurait eu droit s'il avait eu les soins d'un médecin particulier. Au cours des efforts que je fis ainsi pour traiter le malade selon qu'il convenait, je me trouvai bientôt dans une impasse. Des renseignements sur le malade étaient nécessaires, renseignements sur son foyer, son logis, sa nourriture, sa famille, ses ennuis, ses habitudes, que je ne pouvais obtenir de lui en le voyant seulement au dispensaire. Le temps me faisait défaut — il fait défaut à tout médecin de dispensaire — pour se rendre à domicile et obtenir les renseignements indispensables. Mais personne autre que moi n'était là pour faire cette visite, et mes diagnostics durent continuer à être superficiels et incomplets.

Mais quand il fallait en venir au traitement, dans des cas comme ceux-ci, et dans tous les cas où l'examen physique seul ne fournissait qu'une infime partie des éléments nécessaires au diagnostic, c'est alors que je me sentais rebuté et découragé. Durant ces années d'études de dispensaire, je me rendis compte que dans plus de cinquante pour cent des cas, un traitement rationnel était impossible sans une connaissance de la situation économique du malade, et plus encore de sa psychologie, de son caractère, de son passé mental et industriel, de tout ce qui avait contribué à l'amener à sa situation présente, à le livrer à la maladie, à la frayeur, à l'inquiétude, à la pauvreté. Mes prescriptions étaient souvent, et de toute évidence, hors de la portée des malades. Je disais à un homme par exemple qu'il avait besoin de vacances, de repos complet ; je disais à une femme qu'elle devait envoyer ses enfants à la campagne, et il me suffisait de réfléchir une minute pour me rendre compte que ni dans un cas ni dans l'autre, mes consultants n'étaient à même de suivre une prescription qui à mon point de vue était la seule possible et utile. Dans bien des cas, il aurait été aussi irrationnel d'ordonner des remèdes qu'il aurait été irrationnel d'en administrer à un cheval fatigué montant une côte avec une trop lourde charge. Le rationnel ici, serait de décharger le chariot ou de laisser reposer le cheval ; dans le cas de l'être humain, d'aider celui-ci à porter son fardeau si le fardeau ne peut être allégé. Une étude spéciale et détaillée de l'individu, de son histoire, de sa situation, de son caractère, était souvent nécessaire pour mener à bien la guérison de ses maux de tête, d'estomac, de reins, de sa toux ou de tout autre malaise insignifiant en apparence.

Mis ainsi en face de mes insuccès, chaque jour, voyant que mes diagnostics ne représentaient que du temps perdu puisque mes malades ne pouvaient suivre mes prescriptions, mes travaux me devinrent presque insupportables. Je ne pouvais regarder mes malades en face, sachant le peu que je pouvais leur donner. Il me semblait que j'étais un raté ou un imposteur.

C'est alors que je me rendis compte de la nécessité d'un visiteur à domicile, d'un assistant social, pour compléter mon diagnostic en étudiant plus profondément la maladie du consultant et sa situation économique, pour exécuter le traitement ordonné en organisant les ressources de la communauté, en faisant appel à la charité volontaire, en utilisant les forces des différentes œuvres charitables que j'avais vues auparavant travailler harmonieusement de concert en dehors de l'hôpital. En 1905, je fis donc entrer à l'hôpital général du Massachusetts une assistante sociale à gages destinée à travailler du matin au soir en coopération avec moi et les autres médecins du dispensaire. Le but était, premièrement, d'approfondir et d'élargir notre connaissance du malade, afin de pouvoir rendre un meilleur diagnostic, et secondement d'essayer de répondre aux besoins économiques, mentaux ou moraux du malade, soit par l'intermédiaire de l'assistance elle-même, ou si ses efforts étaient insuffisants en faisant appel à n'importe quel groupe d'alliés, déjà constitués en organisations charitables dans la ville. Mon espoir était alors d'attirer à l'hôpital les secours de nos alliés, et d'appliquer ces secours aux besoins de nos malades après une étude menée conjointement par le médecin et l'assistante.

Durant les treize années qui se sont écoulées depuis, deux cents hôpitaux ont suivi mon exemple aux États-Unis, et ont commencé à exercer ce genre d'assistance sociale, quelques hôpitaux employant jusqu'à quarante et cinquante assistants rémunérés. Dans les meilleurs hôpitaux des assistantes volontaires ont de même été admises de tout temps.

En terminant ce chapitre, je veux indiquer trois formes d'activité sociale qui, avant 1905, accomplissaient une œuvre plus ou moins reliée à celle que je viens de d'écrire.

1° En Angleterre, les soins donnés aux aliénés guéris ou convalescents à leur sortie des hôpitaux (1880). Les visiteuses employées dans cette œuvre suivent les malades chez eux, les surveillent, et font des rapports à l'institution intéressée. Leurs efforts ont surtout pour but de prévenir des retours d'aliénation en veillant à ce que le malade continue le régime conseillé par le médecin de l'hôpital et suivi par lui avant sa sortie.

2° Les bonnes œuvres des « *Lady Almoners* », depuis longtemps en existence dans les meilleurs hôpitaux anglais, et qui commença à changer de caractère au moment où je créais mon œuvre en Amérique, se rapprochant beaucoup de celle-ci. A l'origine le travail des « *Lady Almoners* » consistait à rechercher quelle était la situation pécuniaire des malades d'hôpitaux afin de s'assurer que ceux-ci étaient bien en fait incapables de subvenir aux frais de leur maladie, et devaient par conséquent être admis dans un hôpital gratuit. Petit à petit, cependant, les « *Lady Almoners* » s'étaient intéressées aux malades eux-mêmes en même temps qu'aux finances de l'hôpital, et avaient mis leurs efforts au service des malades aussi bien qu'à celui de l'hôpital. Cela les amena à concevoir l'œuvre sociale des hôpitaux un peu comme elle a été comprise en Amérique depuis 1905.

3° Les infirmières à domicile, publiques et particulières, employées par les Services de Santé dans les cas de maladies contagieuses, et dans le cas de n'importe quelle maladie chez les pauvres. Pendant ces dernières années il a été reconnu par ces assistantes qu'il était de plus en plus difficile de se limiter à la seule assistance physique. Elles ont dû considérer la situation économique, mentale et morale des malades, étendre leur activité au delà du domaine propre de l'infirmière, s'approchant ainsi insensiblement du domaine de l'assistante sociale. Selon moi, la faible distance qui les sépare devrait être entièrement et rapidement abolie et les deux groupes : infirmières à domicile et assistantes médico-sociales, fondus en un. L'infirmière doit étudier les besoins économiques et mentaux des malades; l'assistante doit avoir des connaissances sur la médecine et les soins à donner aux malades. Les deux groupes se fondront donc en un comme ils le font insensiblement dès aujourd'hui.

PREMIÈRE PARTIE

LE DIAGNOSTIC MÉDICO-SOCIAL

CHAPITRE I

Position de l'assistance sociale, ses devoirs, ses connaissances au point de vue médical.

L'institution de la visite à domicile pouvait aisément et utilement se rattacher à une école, à une usine, à une cour de justice, tout aussi bien qu'à un dispensaire. Mais il est indispensable que la visiteuse soit nettement reconnue comme un des rouages de l'institution dont elle fait partie, ou, en d'autres termes, comme l'intermédiaire de cette institution.

Si c'est à une école qu'elle est attachée,

elle doit dépendre uniquement du système scolaire, et non d'un service d'hygiène quelconque.

En ce qui concerne le mode spécial de visite qui nous occupe, il est donc nécessaire d'établir clairement dès l'abord que la visiteuse fait partie d'une organisation médicale. Elle constitue un des instruments de diagnostic et de traitement. Son unique utilité, depuis le premier contact avec le malade, est d'essayer d'améliorer l'état sanitaire de celui-ci. Il ne lui appartient pas de poursuivre indépendamment une enquête sociologique ou statistique. Elle n'est en aucune façon l'intermédiaire d'une société non médicale. Il serait même regrettable que son salaire provînt de toute autre source que de l'institution médicale même à laquelle elle se rattache.

Il y a de grands avantages à ce genre de relations qui pourraient à première vue paraître de pure forme. Tout d'abord, il faut reconnaître que le terrain médical est de beaucoup le meilleur pour établir des relations amicales et intimes. Des gens qui se montrent soupçonneux ou rébarbatifs à notre approche, lorsqu'ils voient en nous des juges d'instruction désireux d'exercer un contrôle moral, ou d'étudier une question économique, accueillent avec plaisir notre visiteuse d'hygiène, qui leur apparaît plutôt comme la main bienfaisante de l'institution médicale dont ils ont déjà expérimenté les bienfaits.

La maladie est l'ennemi commun de l'humanité, et la nécessité d'attaquer cet ennemi de la famille humaine, attire les uns vers les autres des hommes de toutes classes et de toutes conditions. Les membres d'une même famille peuvent avoir des opinions différentes sur un grand nombre de sujets, et peuvent ne pas s'entendre dans les circonstances ordinaires de la vie; mais si quelqu'un attaque cette famille, l'accuse ou la critique, on voit ses membres se rapprocher et présenter la plus parfaite unité. De même des êtres de milieux, d'hérédité, de classe, de goûts différents peuvent sans difficulté entretenir des relations amicales les uns avec les autres lorsque l'intérêt commun qui les unit est la lutte contre la maladie. Il est vraiment presque trop facile de se faire bien venir de ceux qui souffrent physiquement, surtout lorsqu'on essaye d'apporter quelque soulagement à leur mal, si imparfaits que soient les moyens dont on dispose.

Le terrain médical, le projet d'établir des relations intimes avec une personne ou une famille par l'intermédiaire des secours médicaux, offre donc des avantages incomparables. Ces avantages apparaissent d'une manière encore plus évidente si nous les mettons en regard des difficultés qui s'élèvent dès qu'on essaie de nouer des relations sur le terrain financier ou moral. Il est des personnes qui pourraient s'entendre sur tous sujets et trouver des occasions de dispute dès qu'il s'agit d'argent. Rien ne se prête plus aux froissements, aux soupçons, aux réparties désagréables qu'une entrevue destinée à connaître les revenus et les dépenses d'une famille, et à apprendre s'ils disent la vérité, toute la vérité, rien que la vérité. Ce sujet est avec raison considéré par eux comme leurs affaires personnelles.

Ils sont froissés lorsqu'on les questionne, et, se sentant attaqués, ils sont enclins à cacher ou à colorer la vérité dans un but de légitime défense. Si au contraire, des relations amicales ont été auparavant établies en rassurant le malade sur nos intentions et en lui donnant la conviction que l'on désire sincèrement le soulager, l'enquête financière indispensable dans la mission de la visiteuse pourra facilement être effectuée par la suite. Naturellement il est nécessaire de connaître les ressources dont on peut disposer pour prendre les décisions les meilleures au sujet de la nutrition, de l'hygiène, du repos, des vacances, — autant de questions qui ont évidemment un intérêt médical pour nous.

Dans les premiers échanges de relations destinées à devenir amicales, si l'enquête est commencée avec l'idée qu'un défaut moral ou une faiblesse quelconque existe chez ceux que nous voulons aider, le résultat est plus mauvais, s'il se peut, que celui de l'enquête financière. Dès l'instant où la visiteuse se pose en critique moral, il lui devient pour ainsi dire impossible d'établir des relations amicales. Cette critique, cette aide morale, pourront être bien accueillies une fois les relations amicales nettement établies. Mais il est rare que ces sujets de conversation, que ces enquêtes puissent se produire dans les débuts. Tout repose là-dessus.

Nous ne pouvons ni donner des notions d'hygiène, ni même rendre clairs nos principes médicaux, si nous n'avons pas réussi d'abord dans une certaine mesure, à ressentir une sympathie sincère pour la personne à laquelle nous voulons venir en aide. Ce résultat peut être atteint par notre propre mérite ou par le hasard, mais il doit être atteint. Si nous avons manqué tout à fait notre but, nous ne pouvons espérer obtenir les plus simples renseignements avec exactitude, nous ne pouvons enseigner les plus simples éléments d'hygiène.

Mais il y a un autre avantage signalé dans la façon de se mettre en contact avec le malade, façon qui doit être amicale de fait aussi bien que de nom, si l'on veut obtenir le résultat de l'objet auquel on s'applique.

Lorsque la visiteuse entreprend la tâche difficile d'acquérir une influence sur une famille, elle débute sous des auspices très favorables si elle se présente au foyer comme représentant du médecin. Celui-ci a du prestige à leurs yeux. En raison de sa profession, en raison de l'institution qu'il représente, en raison de la confiance qu'il a su inspirer auparavant, aux amis et voisins du malade, la nouvelle famille est aussi plus disposée à se montrer confiante.

On ne lui attribue pas d'intérêt personnel ; on le croit sincère dans son désir de venir en aide. Toute personne qui paraît au nom du médecin comme son représentant, a donc déjà beaucoup en sa faveur, surtout si on la compare aux visiteuses d'autres sociétés qui se présentent armées de soupçon sur la situation morale ou économique de la famille. La visiteuse entourée du prestige d'une institution médicale qui rehausse la valeur de sa propre personnalité a donc un avantage très marqué.

II

J'ai dit qu'il était essentiel au succès d'une visiteuse qu'elle soit un rouage de la machine médicale, qu'elle soit reconnue comme l'intermédiaire du médecin et qu'elle soit uniquement préoccupée de l'accomplissement de ses desseins. Mais nous devons nous demander maintenant quel est ce rouage ? La réponse est celle-ci : la visiteuse est l'auxiliaire du médecin quant au diagnostic et au traitement.

Je m'occuperai dans ce chapitre de son rôle au sujet du diagnostic.

a) Il faut qu'elle découvre, autant que possible, *quelle* est la maladie en présence de laquelle on se trouve, à *quel degré* elle en est, et *pourquoi* elle existe. Je ne veux pas dire, bien entendu, que la visiteuse doit imiter le médecin dans ses enquètes scientifiques, qu'elle doit employer ses instruments de précision et se lancer dans des ordonnances. Mais elle peut l'aider de diverses manières.

Par exemple, le médecin est souvent incapable de décider d'une manière certaine l'importance des symptômes qu'il constate, le degré de souffrance du malade, la gravité de son cas. La visiteuse, au contraire, est souvent à même de découvrir *pourquoi* le malade s'est présenté au dispensaire, un pourquoi indiquant même quelquefois que la maladie est sans importance. Elle peut apprendre que la malade est venue simplement parce que son mari était obligé, de son côté, de se présenter. Elle veut bénéficier d'une manière ou d'une autre de l'assistance médicale du dispensaire, quoique, du reste, elle se fût dispensée de venir, si son mari n'avait eu à s'y présenter.

Quelquefois aussi, la visite est due à la curiosité, surtout si le dispensaire a été ouvert récemment, ou a ajouté quelque nouveau procédé à ses méthodes de diagnose et de traitement. Ces faits sont répétés de l'un à l'autre. L'une des personnes qui en entend parler, peut se présenter comme malade dans le but de savoir ce qui arrive à ses voisines quand celles-ci vont au dispensaire. J'ai vu un malade se présenter uniquement parce qu'une conversation récente avec un ami lui avait donné des inquiétudes sur sa santé. Cet ami avait entendu parler des troubles cardiaques, et en avait indiqué quelques symptômes, tels que douleurs au cœur, vertiges, refroidissements des extrémités. Toute personne, saine ou malade, peut se rappeler avoir éprouvé ces symptômes et peut même se les produire par auto-suggestion. Elle ira alors tout droit se présenter au dispensaire, se plaindra de symptômes qui seraient passés inaperçus sans cette conversation de hasard avec un ami.

Ou encore, le malade peut avoir quelque maladie organique caractérisée, des gênes physiques, des séries de troubles auxquels il s'est adapté, et qu'il essaye d'oublier le plus possible. Il peut se rendre compte que ses troubles, tout en étant permanents, ne sont pas sérieux. Il peut s'y être accoutumé, de la même manière qu'il s'accoutume à un mauvais logis et à des revenus insuffisants. Mais tout à coup, un entrefilet de journal, un bavardage de hasard, une fatigue passagère, peuvent déterminer en lui une crise d'inquiétude et de crainte qui le poussera à se présenter au dispensaire. Il fera alors au médecin un **récit**, et ce récit sera difficile à interpréter pour la raison même que le médecin ignore la suite d'évènements qui a amené le malade à ce moment-là plutôt qu'à tout autre. Après bientôt vingt ans d'expérience dans les dispensaires, je peux dire que la visiteuse ne pourrait donner au médecin d'assistance plus utile que de découvrir de temps à autres ces causes secrètes qui amènent le malade au dispensaire à un moment donné, souvent sans rapport avec la nature ou le développement de sa maladie.

Peut-être réussirai-je à rendre ma pensée plus claire par contraste. Il va sans dire qu'une personne qui vient de constater sur elle-même une éruption scarlatineuse, qui a expectoré une quantité considérable de sang, qui a perdu tout d'un coup le libre usage de la moitié de son corps, ou dont la figure commence à enfler, consulte un médecin immédiatement.

Si elle vient au dispensaire pour se faire traiter, c'est le moment raisonnable quant à la nature de sa maladie : le moment même de la lutte physiologique. Un fait nouveau (et inquiétant) s'est produit. Il y a eu attaque et cette attaque doit être repoussée immédiatement, enrayée si possible. Le docteur voit alors clairement son rôle. Si, au contraire, une personne a eu depuis longtemps mal aux reins, selon l'expression populaire, et s'est habituée à vivre et à remplir sa tâche journalière, prenant même plaisir à vivre, malgré sa souffrance, elle peut se présenter un beau jour au dispensaire pour ses douleurs de dos, ayant comme unique raison le fait qu'elle a lu dans un journal des renseignements sur les maladies de reins. Il se peut du reste qu'elle ne mentionne aucunement le journal en question, et il est très probable même qu'elle ne le mentionnera pas. Elle décrira son mal, de façon à indiquer la nécessité d'un traitement immédiat, et le docteur s'égarera dans une enquête minutieuse, qu'il n'aurait pas entreprise, et commencera un traitement qui pourrait être tout autre s'il avait su au juste dans quelles circonstances et pour quelle raison le malade s'était présenté au dispensaire ce jour-là et non deux ou trois mois plus tôt ou plus tard.

Je n'ai parlé jusqu'à présent que des cas où les observations de la visiteuse au foyer permettent d'éclaircir le fait de savoir si la maladie est moins grave ou plus traitable que les dépositions du malade au dispensaire pourraient le faire croire.

Mais quelquefois, en arrivant chez le malade, la visiteuse peut s'apercevoir que les symptômes sont plus sérieux, les soins à donner plus impératifs, que le rapport du dispensaire et les faits obtenus après examen n'en avaient fait conclure. La visiteuse peut constater dans la maison un état de désorganisation, de malpropreté, de désordre, de mauvaise nutrition, de découragement chez les autres membres de la famille, démontrant chez le malade un état beaucoup plus sérieux que la visite au dispensaire n'avait pu le faire supposer. Le résultat d'une telle constatation amènera le médecin, dont le devoir est de se réserver pour ses malades les plus urgents, à consacrer plus de temps et d'efforts à ce malade particulier qu'il n'aurait cru autrement devoir le faire.

Ou encore, la visiteuse peut constater que les symptômes ne sont ni plus ni moins graves qu'on le pensait après la visite au dispensaire, mais cependant s'apercevoir que l'état clinique est différent de l'idée que s'en faisait le docteur, parce que le malade a mis au premier plan ce qu'une connaissance plus approfondie de la situation a permis de remettre à sa place, tandis qu'un autre caractère beaucoup plus sérieux de la maladie avait été laissé dans l'ombre d'après les dispositions du malade.

b) Il est clair que les renseignements complémentaires, ainsi fournis par les observations de la visiteuse, ne seront d'aucune utilité si le médecin n'est pas mis au courant immédiatement en tous points, de façon à ce qu'il puisse utiliser ces renseignements dans son étude diagnostique et dans son traitement. Il est absolument indispensable que les visites de la visiteuse n'aient pas pour but unique d'être notées dans son carnet. Elle doit incorporer ses observations au dossier médical et les faire passer dans l'esprit du médecin. Ceci est d'autant plus nécessaire qu'elle peut souvent apprendre, par une entrevue tranquille à la maison, plus que le docteur avec toute sa science médicale.

Au dispensaire, en effet, le malade est embarrassé ; sa mémoire est fatiguée ; il est inquiet de ce qu'il voit ou entend autour de lui, et par conséquent incapable de faire un rapport correct et logique.

Je n'ai décrit, jusqu'à présent, la mission de la visiteuse que comme moyen de découvrir dans quelle mesure le malade souffre, et ce que signifie les symptômes qu'il présente. Mais le devoir de la visiteuse consiste à trouver non seulement ce qui concerne la maladie de l'individu observé, mais ce qui concerne son milieu immédiat ; *à découvrir les nids ou foyers de la maladie.* Le fait est évident pour une maladie comme la petite vérole. Si un malade se présente au dispensaire avec des pustules véroleuses sur le corps, le médecin serait d'une négligence criminelle s'il n'entreprenait pas, sur l'heure, une enquête. Il faut que la maison du malade, son milieu à l'usine, ou à l'école (s'il s'agit d'un enfant) soient observés afin d'obtenir la preuve que d'autres personnes n'ont pas été exposées à la contagion ou ne sont pas déjà infectées.

Ce devoir ne peut être mis de côté pour la simple raison qu'on n'a pas sous la main un fonctionnaire du service de santé. Le cas est de force majeure, de première nécessité, et il faut agir sur l'heure.

A un degré moindre, ceci est vrai de bien d'autres maladies. Nous commençons à nous en rendre compte pour la tuberculose. Lorsqu'un cas de tuberculose avancée et par conséquent contagieuse se présente dans un dispensaire, le mécanisme de l'institution devrait automatiquement et invariablement se mettre en mouvement pour rechercher les points de contact possibles de ce malade avec d'autres, exactement comme s'il avait la petite vérole. Ce mécanisme, c'est la visiteuse à domicile.

Grâce au travail des Drs Calmette et Grancher, cette partie de la campagne contre la tuberculose est aujourd'hui comprise et admise en France. Elle n'est pas toujours observée cependant, et en Amérique pas beaucoup mieux qu'en France.

Ce principe, qui est bien établi dans le cas des maladies contagieuses d'un grand danger, telles que la petite vérole ou la diphtérie, et qui commence à être établi pour la tuberculose, est d'une importance plus grande encore pour la syphilis. Tous cas de syphilis entraîne de nouveaux cas, et le danger de contagions nouvelles existe tant que le malade est libre de circuler. Ayant constaté un cas de syphilis, le médecin n'a pas fait son devoir s'il ne s'est pas assuré par une visiteuse ou autrement des intermédiaires par lesquels la maladie a été communiquée ou auxquels elle peut l'être de nouveau.

S'il s'agit des maladies de peau contagieuses telles que la gale, l'impetigo, le principe est évidemment le même, quoique le danger soit moindre. Pour la fièvre typhoïde qui se présente même assez fréquemment dans les dispensaires, le devoir de la visiteuse consiste moins à rechercher les personnes au contact desquelles la maladie peut avoir été contractée ou celles qu'elle a pu infecter, que de rechercher l'origine de l'eau et du lait employés par le malade et ceux qui l'entourent. Un cas de typhoïde indique toujours la présence d'autres cas inconnus, et ceux-ci sont généralement produits non par contact avec le premier malade, mais par suite d'une participation commune à la source contaminée d'eau ou de lait. La visiteuse doit donc savoir comment reconnaître et découvrir ces sources contaminées. Elle doit tout au moins savoir à quelle administration publique elle doit s'adresser dans la ville ou le village pour que l'enquête se poursuive.

On a dit avec raison que tout cas de typhoïde entraînait la responsabilité d'une personne. On a même prétendu que pour tout cas de typhoïde un coupable devait être puni. Ces déclarations ne sont certainement pas sans fondements.

Plus fréquentes et non moins importantes que les maladies contagieuses, sont les maladies professionnelles et les maladies aggravées par les conditions dans lesquelles un métier s'exerce. Un médecin peut servir bien des mois dans un dispensaire avant de se trouver en présence d'un cas de petite vérole, de trichine, ou de fièvre typhoïde, et qu'il se voie dans la nécessité de mettre en mouvement le mécanisme social pour détruire les sources de la contagion et prévenir sa plus grande propagation. Mais il ne peut servir un mois dans un dispensaire très fréquenté sans se trouver en présence de maladies industrielles telles que l'empoisonnement par le plomb, ou de maladies déjà existantes aggravées par les conditions industrielles, telles que les maladies nerveuses des ouvriers cigariers ou des employés de téléphone. Dans ce genre de maladie, de même que pour les maladies infectieuses et contagieuses, la constatation d'un cas à la clinique devrait faire conclure immédiatement à la présence d'autres cas, tout aussi importants (quoique invisibles), quant à la sécurité publique.

Cette conclusion à son tour devrait amener la recherche de ces cas qui ne se présentent pas d'eux-mêmes au dispensaire. Ceux-ci peuvent être totalement inconnus du malade lui-même, mais ils sont de première importance pour la santé de la nation. *C'est là encore la mission de la visiteuse.*

Si ardue que cette question des maladies industrielles paraisse, si difficile qu'il soit de discerner parmi les récriminations du malade celles qui peuvent avec justice être attribuées aux conditions de son métier, de celles qui peuvent provenir de son mode de vie, de son atavisme, de ses habitudes, ou de maladies telles que la tuberculose ou la syphilis, contractées en dehors de son travail, nous devons néanmoins essayer de démêler et de reconnaître les éléments de ce sérieux problème. Là encore nous ne saurions manquer de voir que la visiteuse est l'auxiliaire logique et *indispensable* du médecin, dans les enquêtes qu'il doit exécuter. S'il nous est possible un jour de nous y reconnaître dans le labyrinthe des causes et des effets où le nombre d'heures de travail, le degré de concentration exigé, l'atavisme du malade et les conditions de sa vie privée se combinent pour produire les symptômes d'une maladie, ce sera grâce à l'étude intime, prolongée, détaillée, que la visiteuse accomplira, *surtout si elle réussit à devenir l'amie de la famille.*

Le médecin, dans ses heures de consultation, ne saurait y parvenir. Le représentant officiel de l'administration sanitaire, craint par la famille, et certainement, peu fait pour devenir son confident naturel, passera à côté de la vérité, que la visiteuse découvrira aisément, pourvu, comme toujours, qu'elle réussisse à se différencier des statisticiens de profession, et qu'elle devienne graduellement, dans l'esprit de la famille, et en réalité, leur amie.

J'ai dit tout à l'heure que la visiteuse devait

essayer d'aider le médecin à découvrir la nature de la maladie, son degré, et sa raison d'être. Les réponses à ces trois questions ne peuvent être séparées. Si l'on sait quelle importance on doit attribuer à un symptôme, s'il est aussi sérieux ou plus sérieux qu'il a paru au dispensaire, le médecin peut être guidé d'une façon sûre et directe vers un diagnostic exact. Connaître les *degrés* de la maladie peut aider ainsi à déterminer quelle est la maladie. De plus, la compréhension de ces questions, même si elle n'est que partielle et insuffisante, nous fait avancer dans une mesure très appréciable vers la compréhension *des causes* pour lesquelles la maladie s'est produite. La recherche des sources de contagion est un exemple de cette recherche du *pourquoi* d'une maladie.

La découverte des facteurs psychiques tels que peurs irraisonnées, réclames trompeuses des journaux, rumeurs affolantes, est une recherche des causes en même temps que de la nature de la maladie.

Un autre exemple des résultats que l'enquête

d'une visiteuse peut obtenir est le suivant:
J'envoyai un jour chez une jeune fille malade
une de mes visiteuses, lui demandant de trouver (ce que je n'avais pu faire moi-même) la
raison pour laquelle elle ne pouvait dormir.
L'examen médical n'avait révélé aucune cause.
L'exploration de la région de son esprit où
elle m'avait permis de m'aventurer n'avait jeté
aucune lumière sur la cause de ces troubles.
Je ne savais que penser, mais espérais trouver de l'aide dans les observations qu'une visiteuse pourrait faire, en prenant une connaissance plus intime de la malade. Cette recherche
aurait pu rester stérile. Le fait s'est souvent
produit, de ma propre expérience. Mais dans
le cas présent, le but fut atteint avec une
promptitude presque comique. La visiteuse
découvrit que la jeune fille en question cou-
chait avec deux autres fillettes de son âge dans
un lit d'environ un mètre de large. Le seul
remède était d'avoir un lit séparé, ce qu'elle
put faire sans aucun secours financier. Grâce
à la visiteuse elle reconquit ainsi le sommeil.

Que de fois des cas de ce genre ont été traités par des drogues ou des procédés plus compliqués de physio ou psychothérapie, quand un simple fait comme celui de la largeur d'un lit, la température d'une chambre à coucher, ou l'activité mentale du sujet pendant la soirée précédente était en réalité la cause des troubles constatés.

III

L'établissement d'un diagnostic ou d'un traitement par certains procédés spéciaux rentre dans les attributions de la visiteuse ; sa tâche lui sera facilitée par quelques connaissances médicales. Cela est si vrai que l'on s'est souvent imaginé que la visiteuse doit être une infirmière diplômée, dont la compétence résulte de mois ou d'années de pratique d'hôpital. En réalité, l'expérience prouve qu'une grande partie des lumières acquises par des infirmières ayant reçu cette éducation spéciale ne peuvent être mises en pratique par la visiteuse. D'un autre côté les connaissances nécessaires à la visiteuse manquent souvent presque totalement même chez des infirmières diplômées bien préparées ; en revanche, on peut affirmer qu'une femme ayant reçu une éducation d'infirmière tout au moins telle qu'elle est donnée en Amérique, devient, sous certains rapports, tout à fait inapte au travail de la visiteuse. Car cela l'habitue à une soumission constante et à un état d'esprit d'infériorité vis-à-vis du docteur. Ces habitudes sont très utiles en leur lieu et place, mais dans leur ensemble elles ne s'accordent pas avec le caractère et l'activité mentale qui sont importants chez la visiteuse. J'entends par là un caractère agressif vis-à-vis de la maladie, et une activité mentale de chef et d'éducation vis-à-vis des malades. Mais sur ce point, il sera temps de m'étendre lorsque j'envisagerai le rôle de la visiteuse au point de vue d'éducation.

Reprenons maintenant la question : « Quelles sont les connaissances nécessaires à la visiteuse pour lui permettre de jouer son rôle dans le travail d'ensemble du dispensaire médico-social ? »

Ces connaissances devraient être à peu près celles du médecin s'occupant d'un « service de santé publique ». Comme lui, elle devrait être surtout très au courant de ce que la science médicale sait *des causes de maladie.* Cela ne constitue pas un volume considérable de connaissances. Toute personne intelligente peut, en peu de temps, se les assimiler. Et cependant leur importance est grande ; car c'est spécialement dans ce domaine de science médicale et d'ignorance médicale que des connaissances nouvelles, et la destruction d'hérésies anciennes et de superstition, seront d'utilité maxima pour le public, et pour les malades parmi lesquels la visiteuse doit travailler. La science médicale sait peu de choses sur la cause de bien des maladies. Mais nos malades, spécialement les plus ignorants d'entre eux, font avec facilité des assertions pleines de confiance sur ce qui a causé la maladie même dont ils souffrent présentement. Leurs connaissances imaginaires, mais inexactes, sont étendues et pleines de détails. Et tel est l'entêtement de leurs opinions sur ces sujets, qu'elles opposent souvent la résistance d'un mur épais qui doit être abattu par la visiteuse avant qu'aucune vérité en la matière puisse pénétrer leur esprit.

La visiteuse donc, devrait avoir les connaissances possédées par le corps médical sur la transmission des maladies infectieuses, sur la *contagion par contact,* et aussi sur *les voies indirectes* par lesquelles la maladie se transmet d'une personne à l'autre par l'intermédiaire d'insectes, ou d'instruments, ou d'ustensiles, tels que le rasoir du coiffeur, la serviette familiale, ou le récipient attaché à la fontaine publique. La visiteuse devrait se familiariser avec le volume restreint de nos connaissances sur la transmission des maladies par l'eau que l'on boit, le lait, et toutes sortes d'aliments. Elle devrait se documenter sur le volume encore plus restreint de nos connaissances sur les rapports entre les maladies et le climat, et autres agents physiques tels que : extrême froid ou extrême chaleur, causé par certains procédés industriels, et l'action des rayons X.

En plus de ces connaissances définies et spéciales des causes, elle devrait être familière avec les théories générales et acceptées par le corps médical sur : la résistance physique, l'immunité, l'hérédité, les maladies et perversions du métabolisme, et les autres facteurs non-bactériologiques productifs de maladies.

Par-dessus tout il faudrait qu'elle se rendît compte de la multiplicité des causes que la science reconnaît de plus en plus dans leur résultat unique : la maladie. Elle devrait apprendre, tant par théorie que par expérience, qu'à un état unique, tel que maladie ou santé, correspondent toujours des causes multiples, en sorte que quiconque assigne avec confiance une seule cause — froid — fatigue — bactéries — soucis — comme explications d'une maladie, se trompe presque certainement.

Il est important d'enseigner à la visiteuse tout ce que l'on sait sur la *transmission de la cause des maladies* pour la raison suivante : tout ce que nos efforts en médecine préventive réussiront à accomplir, tout ce que nous ferons pour couper le mal dans sa racine ou enrayer le développement des épidémies, sera dû à notre connaissance des causes de maladies. Les conseils du docteur au dispensaire ne seront que de peu d'utilité en cette matière, comparés à l'éducation détaillée qu'apporte la visiteuse au domicile du malade, à son atelier, dans les écoles et usines, où la maladie se répand beaucoup plus fréquemment que dans les dispensaires. Si nous avions espoir d'apprendre aux gens comment ils peuvent éviter les désastres causés par la maladie, notre éducation devrait se donner dans les lieux mêmes où ces désastres se produisent le plus fréquemment. C'est là que nous trouverons des exemples dont nous nous servirons pour expliquer ce qu'il faut faire et ce qu'il faut éviter.

C'est pour cette raison que la visiteuse est, plus que toute autre, la personne qui peut répandre dans le public, de façon effective, des connaissances qui peuvent sauver une multitude de vies. La profession médicale possède, à un très haut degré, ces connaissances précieuses ; mais elles sont sous clef, inutiles, hors de portée, dans les bibliothèques médicales et les cerveaux des docteurs. La visiteuse peut combattre la maladie en répandant la contagion de la vérité médicale.

Elle multiplie les foyers d'où la vérité peut se répandre encore plus lorsqu'elle ne sera plus là, comme la maladie se redistribue encore et toujours par de nouveaux centres d'infection.

Les pronostics de maladie, comme leurs causes, constituent un sujet sur lequel la visiteuse devrait être presque aussi éclairée que le médecin. Ceci est d'ailleurs possible, car les connaissances médicales de ce sujet sont encore très limitées. Pour celui qui se propose de combattre la pauvreté, le chagrin, l'oisiveté et les terreurs dévorantes que la maladie engendre, la science des pronostics sera un instrument des plus utiles. Par exemple : Si l'on a à prendre des dispositions pour s'occuper d'un groupe d'enfants pendant la maladie de leur mère, il faut bien avoir une idée de la durée probable de cette maladie. Celui qui gagne le pain de la famille tombe malade. Combien de temps sera-t-il (ou elle) gêné pour travailler, et jusqu'à quel point ? Quelle chance y a-t-il, en fin de compte, pour une guérison complète ? Le malade deviendra-t-il un invalide chronique ? Etant donné telle maladie, vaut-il la peine de dépenser beaucoup d'argent et de consacrer beaucoup de temps à essayer une guérison complète ou bien cette guérison est-elle si improbable, **ou** sera-t-elle, si tout va pour le mieux, si incomplète, que nous ferions plus sagement de diriger l'emploi de nos ressources dans d'autres directions ?

La visiteuse qui aura des connaissances de pronostics en sera fort aidée dans la solution de tels problèmes. Mais il faut ajouter qu'à la connaissance déjà acquise sur les pronostics d'une certaine maladie, telle que tuberculose, maladie de cœur, maladie des reins, il faut, dans chaque cas particulier, adjoindre tous les renseignements que pourra fournir le docteur relativement aux pronostics, tels qu'il les aura établis, pour le malade qui intéresse la visiteuse. Car les pronostics d'une maladie en général sont profondément modifiés par les circonstances particulières à chaque cas individuel..

Les docteurs ne tiennent pas du tout à répandre leurs connaissances sur le sujet des pronostics, parce que ces connaissances sont très limitées et très défectueuses. Nul homme de science n'aime à s'expliquer d'une façon catégorique sur un sujet aussi indéfini et vague que celui des pronostics. Néanmoins, et pour le bien du malade, il est essentiel que la visiteuse demande au docteur de lui donner une opinion aussi claire et définie qu'il lui est possible d'émettre en se basant sur les faits en sa possession. Car, c'est seulement en s'appuyant sur cette opinion que l'on pourra arrêter avec intelligence un plan de traitement social.

Outre l'acquisition de tout ce qu'elle peut apprendre sur les causes et pronostics de maladie, la visiteuse devrait se familiariser avec *les symptômes* des types les plus importants et les plus communs de maladie. Il y a actuellement plusieurs livres, écrits en anglais, dans le but de fournir aux visiteuses et autres exactement les connaissances auxquelles j'ai fait allusion, sans prétention de préparer le lecteur pour la carrière d'infirmière ou la pratique de la médecine. Je citerai ici un livre par le Dr Roger-I. Lee, professeur d'hygiène à l'Université d'Harvard (*Health and Disease : Their Determining Factors*. Little, Brown C°, Boston, 1917) et mon propre livre, *The Layman's Handbook of Medicine* (Houghton, Mifflin C°, Boston, 1916).

Pour comprendre des symptômes de cette nature, et pour classifier ses connaissances sur les maladies de façon à pouvoir facilement les utiliser, la visiteuse doit avoir de légères notions d'anatomie et de physiologie ; cela lui permettra de ranger les symptômes de maladie suivant les différents systèmes d'organes : circulatoire, digestif, respiratoire, urinaire, nerveux et locomoteur.

La visiteuse doit connaître les *principes d'hygiène*, de façon à pouvoir combattre d'une façon effective le charlatanisme médical et les superstitions médicales les plus en faveur. La quantité de principes d'hygiène, basés solidement sur des faits scientifiques et en même temps utiles à la conservation de la santé, est très faible, et sa connaissance peut être possédée à fond par toute personne intelligente. Nos connaissances sur des sujets tels que : la diète, l'exercice, les bains, le sommeil, la ventilation, lorsque ces connaissances sont à la fois scientifiques et d'utilité pratique, pourraient s'énumérer en quelques pages. Elles consistent largement en négations, qui contredisent les superstitions courantes.

Mes propres travaux dans cette direction m'ont prouvé qu'il ne fallait faire entrer ni mystère, ni cachotteries, ni obscurantisme, ni Latin moyenâgeux dans les méthodes de traitement que la visiteuse applique ou qu'elle explique suivant les ordres du médecin. Elle doit être capable d'en user avec les malades franchement, ouvertement, sans rétention, sans faux-fuyants ; car autrement il n'y aura pas assez de force morale dans ses déclarations pour qu'elle impressionne le malade et réussisse à changer ses habitudes hygiéniques. Ces changements sont déjà assez difficiles à obtenir dans tous les cas. Ils sont en général impossibles si celui qui les entreprend n'est une personne éloquente et convaincue, parce qu'elle sait qu'elle a la vérité comme soutien et n'a rien à cacher. Si elle fait des réserves mentales, si elle essaye de protéger l'autorité du docteur par une déclaration qu'elle ne croit pas être tout à fait exacte, la force de son appel en sera si affaibli qu'il sera probablement sans effets.

Finalement un certain nombre de *procédés techniques,* se rapportant au diagnostic et au traitement, généralement exécutés par l'infirmière visiteuse, peuvent aussi être mis en pratique par la visiteuse qui n'est pas infirmière. Parmi ces procédés sont :

1º La lecture exacte de la température, pouls et respiration du malade. Il faudra souvent qu'elle apprenne au malade à le faire lui-même et à en prendre note exactement et clairement. Ceci est d'importance spéciale dans les cas de tuberculose, car lorsque l'on suspecte cette maladie, il faut fréquemment prendre la température journellement, pour aider à établir le diagnostic ou estimer la gravité du cas, et l'aptitude du malade au travail.

2º L'arrangement sur une fenêtre d'une tente, ou d'un autre moyen d'assurer au tuberculeux le maximum d'air nuit et jour ; un arrangement semblable est aussi utile dans la pneumonie, la typhoïde, et d'autres maladies, si les soins sont donnés à domicile et non à l'hôpital.

3º L'application de pansements simples sur des blessures, abcès, et maladies de peau communes telles que eczéma, dartres et gale.

4º Les soins de la peau chez les malades

alités. Notre objet principal dans ce cas est d'éviter les escarres, ou ulcérations qui se produisent chez les malades très amaigris aux endroits où leurs poids presse contre les draps.

5° Les procédés les plus simples pour la préparation du lait pour les enfants malades et des autres aliments généralement prescrits aux malades couchés.

6° Les méthodes de vidage de l'intestin inférieur par le moyen d'un lavage.

Il n'y a pas lieu d'examiner ici les détails de ces procédés. Mais je tiens spécialement à affirmer que tous peuvent être appris en peu de mois par des personnes qui n'ont pas suivi tous les cours pour être infirmière. Quiconque possède de très modestes talents a tous les éléments voulus pour donner des soins physiques aux nécessiteux malades à leur domicile, à moins que leur état ne nécessite un service de tous les instants. Un pareil service ne rentre pas dans les attributions de la visiteuse. Il n'en est que plus important pour la visiteuse d'acquérir une grande maîtrise des procédés techniques que nous venons d'énumérer, car grâce à cette habileté, ses visites seront les bienvenues, et ses conseils accueillis avec confiance. C'est parce qu'elle aura soulagé le malade par le pansement d'une blessure, la guérison d'une maladie de peau, l'application d'un cataplasme, qu'elle sera écoutée avec plaisir et confiance quand, par la suite, elle aura à s'occuper de difficultés d'ordre économique, éducationel, ou moral dont je parlerai plus tard.

CHAPITRE II

Relevé des faits,
fonction de l'assistance sociale.

L'établissement de l'historique des malades m'intéresse spécialement parce que c'est là le procédé à employer, si l'on est au courant de toutes les circonstances dans lesquelles on essaye de venir en aide à un être humain. Il se peut très bien que ce soit l'un de ses proches. Il n'en faudra pas moins établir un historique, que ce soit ou non par écrit. Je serais tenté de dire que lorsqu'on essaye de soulager les misères d'autrui, l'on se place à l'un ou l'autre de deux points de vue tout à fait opposés, *grosso modo*, le juste et le faux, que j'appellerai les points de vue historique et catastrophique, historique et accidentel, ou historique et imprévu.

Lorsque l'on nous fait les confidents de misères physiques, mentales ou morales, nous sommes toujours tentés (et ceux qui sont venus à nous, le sont encore plus) de considérer ces misères comme résultant d'un cas imprévu, d'un accident et par conséquent comme une chose à laquelle on remédiera sans guère s'occuper du passé et de l'avenir. D'un autre côté, le point de vue du savant et du philosophe et de quiconque a depuis longtemps choisi ce champ d'action pour son labeur (qu'il se préoccupe ou non de science ou de philosophie) c'est le point de vue historique. C'est là le point de vue qui nous amène à considérer un soi-disant « accident » comme appartenant à une longue suite, à un long enchaînement d'événements, en sorte qu'il est impossible de comprendre et d'aider sans cette connaissance, pour autant que nos lumières le permettront de tout cet enchaînement.

Je tiens à donner quelques exemples du contraste existant entre ces deux points de vue.

Un jeune garçon est traduit devant le Tribunal pour vol. Il essaiera toujours de prouver, et ce sera le point de vue de ceux qui le défendent, que cela ne lui était jamais arrivé auparavant. « Par hasard » il a volé. Et ce qui se développe toujours, en poussant plus au fond, c'est que c'est une affirmation essentiellement fausse, que ce n'est jamais la première fois. Il a toujours volé auparavant. Ce n'est pas le moins du monde par accident qu'il faisait partie de cette bande ; et très loin, dans son histoire, et peut-être dans l'histoire de son père, il y a des raisons pour lesquelles il est ce qu'il est aujourd'hui. Une autre fois vous essayez de venir en aide à une jeune fille ; cette fois encore, on vous raconte qu'il s'agit d'un cas tout fortuit et impossible à prévoir. En réalité vous vous rendez compte que vous auriez pu en suivre le développement depuis la naissance du sujet.

Il en est de même en médecine. Je me rappelle avoir été tiré d'un profond sommeil une nuit pour aller d'urgence voir un malade qui s'était découvert une grosseur sur la poitrine qu'il affirmait être survenue depuis le moment où il s'était mis au lit. Il était alors une heure du matin et il s'était couché à onze heures. En fin de compte je trouvai une légère irrégularité du sternum ; il y avait sans doute quarante-cinq ans qu'elle s'y trouvait et il en avait quarante-six. Il ne prétendait pas que cela lui fît mal, et il n'essaya pas de prouver qu'il était autrement malade. Mais cette chose était survenue et naturellement il voulait un secours immédiat.

La grande importance de ce contraste entre les deux points de vue historique et accidentel est tout d'abord que l'une des méthodes est en général juste et l'autre en général fausse. Plus encore que les patients consultants d'un dispensaire quelconque ont un penchant marqué pour le point de vue faux, et s'y cramponnent d'une façon extraordinaire. De sorte que, en premier lieu, il faut tout de suite démolir chez le malade un échafaudage de croyances naïves qu'il a eues toute sa vie, opération qui tout naturellement ne lui est pas agréable. Cela est vrai de tous. La tâche de la visiteuse n'est pas différente de celle du

médecin. Le malade commence presque toujours par un point de vue catastrophique et
ne se laisse que très graduellement guider
vers l'autre. L'activité de l'assistance sociale
dans ces rapports avec la santé publique peut
se résumer en grande partie dans la recherche de la cause de la maladie. On veut empêcher les choses de se répéter. Des efforts
faits pour changer le point de vue des gens à
ce sujet ont autant de valeur que tout ce que
nous pourrions faire. Il ne faut pas nous laisser décourager parce que nous nous heurte-
rons aux mêmes difficultés jour après jour, et
durant des années.

J'ai dit que des deux méthodes l'une était
en général juste, l'autre en général fausse.
Naturellement cela comporte des exceptions.
Un individu est écrasé dans la rue, peut-
être pour des causes si compliquées que nous
n'y pouvons voir aucun rapport avec son histoire passée ; un homme se brûle, se casse
une jambe, dans des conditions qui ne sont
pas essentiellement enchaînées avec son passé.
Et cependant, si même nous étudions le do-

maine des accidents qualifiés industriels, plus nous réfléchissons, plus nous établissons qu'il n'y a pas d'accident. La véritable science tend à prouver que rien n'est accidentel, mais que tout découle de causes antérieures. En parlant de cas accidentels nous n'envisagerons que ceux qui ne le sont que relativement. Une forte proportion des cas inexpliqués, ce qui est tout ce qui signifie un accident, cessent en grande partie de l'être, lorsque l'on étudie les accidents industriels. 1° Ils se produisent à certaines heures de la journée beaucoup plus qu'à d'autres: si c'étaient réellement des accidents, cela ne serait pas le cas. 2° Ensuite, ils se reproduisent certains jours de la semaine, spécialement les lundis, pour des raisons évidentes. 3° Ils arrivent surtout à des débutants, des nouveaux venus qui n'ont pas appris à les éviter, — en sorte que parmi les frais causés par l'embauchage de nouveaux employés, figurent les frais d'accidents. Ces événements paraissent finalement obéir dans une large mesure à une loi et à une raison se rattachant étroitement à l'histoire de l'individu et à l'histoire des procédés qui les expliquent.

Les remèdes dont nous nous servons s'adaptent au genre de mal. Tant que le mal est accidentel et catastrophique, le remède est mécanique. S'il est d'ordre historique et continu, le remède ne peut être mécanique. Si un homme se casse une jambe, nous employons une attelle ; c'est le procédé mécanique. Mais si par suite de sa mauvaise santé, la fracture ne veut pas consolider, nous avons à appliquer, outre le traitement mécanique, un traitement physiologique ou même psychologique. Il se peut qu'il faille changer l'état d'esprit du sujet aussi bien que son état de santé pour que les tissus reprennent.

Notre tâche est donc dans l'établissement de l'histoire du sujet. Quand un malade se présente à nous, quel que soit le symptôme qui nous paraisse prédominant : maux de tête, toux, amaigrissement, la chose qui doit prendre la première place dans l'observation que nous établissons, c'est : *la chose pour laquelle il vient nous trouver*, la chose dont il se plaint, non pas sous l'étiquette d'une maladie, asthme ou anémie, mais expliquée par son symptôme, tel que toux ou faiblesse.

Je viens de faire allusion à des faits qui s'enchaînent. Développons cette métaphore.

Il faut se représenter un grand nombre de chaînes entrecroisées toutes ensemble comme la cotte de mailles des chevaliers du moyen âge. Chaque maillon est un fait et plusieurs des chaînes ainsi formées s'entrecroisent dans l'historique d'un seul malade. Il y a en premier lieu la chaîne des faits médicaux, dont les maillons ou symptômes aboutissent au diagnostic. Puis vient la chaîne des faits sociaux que nous essayerons de ranger par catégorie dans notre fiche d'histoire sociale. Ensuite la chaîne formée par les faits qui intéressent le malade concernant les autres membres de sa famille, ses amis, ses compagnons de travail et d'école. Finalement la chaîne d'hérédité, à laquelle pour le moment nous ne pouvons pas attacher grande importance, excepté dans ses rapports avec la tuberculose, les maladies mentales ou l'insuffisance mentale. Mais l'étude de l'hérédité, au point de vue de son influence sur le caractère, prendra probablement plus d'importance d'après le développement du travail social.

Nous essayerons donc, après nous être informés du symptôme dominant, de déterminer par une série de questions, de quelle façon il est relié à la trame formée par des enchaînements de faits similaires. La chose à rechercher ensuite, la plus difficile et souvent impossible, est : pourquoi cette grande masse de faits précis aboutit-elle exactement à cet instant précis, à ce symptôme. Pourquoi le malade s'est-il présenté à nous aujourd'hui ? Maintes fois le malade ne peut y faire une réponse véridique quoi qu'il puisse être de bonne foi. Néanmoins la visiteuse doit essayer de le savoir. Souvent ce n'est qu'après avoir connu et s'être intéressé à une personne pendant des jours et des semaines, que l'on découvre pourquoi elle est venue justement ce jour-là. Et cependant la réponse à cette question peut être la chose la plus importante à découvrir : 1° parce qu'elle peut nous fournir le fait fondamental qui guidera nos recherches postérieures et déterminera le genre de secours à apporter dans ce cas ; 2° parce qu'elle peut nous faire conclure que ce dont le malade se plaint est sans aucune importance.

Je veux en donner comme exemple un incident qui a été étudié au Massachusetts General Hospital à Boston. Nous fîmes une enquête sur un certain nombre de sujets à leur domicile, pour nous rendre compte si réellement nous leur avions servi à quelque chose. On ne fit pas de choix spécial parmi les sujets. Les fiches furent sorties des dossiers par ordre de rotation. Entre autres, nous allâmes voir une dame dont le diagnostic de maladie était « effort de la région sacrée » et à qui on avait donné une ordonnance pour qu'elle s'achète une ceinture. Nous voulions nous rendre compte si elle avait jamais acheté la ceinture et si cela l'avait soulagée. La visiteuse éprouva quelques difficultés, mais finalement se procura le détail suivant : Cette dame était venue d'une ville qui est à 40 kilomètres de Boston ; elle avait dû prendre le train de bonne heure et ne pouvait pas être rentrée le même jour. Elle ne pouvait donc pas répéter un tel voyage comme cela de quelque temps. Elle était venue pour faire examiner ses yeux. Le hasard voulu qu'il n'y avait pas de clinique pour les yeux, à l'hôpital, à cette époque. Mais elle avait beaucoup entendu parler des bons résultats obtenus à l'hôpital, et elle était décidée à ne pas s'en aller sans en avoir tiré quelque chose. De sorte que, lorsqu'on lui eut déclaré, au bureau des entrées, qu'elle ne pouvait obtenir de soins pour les maladies d'yeux, elle se dirigea vers la consultation générale, se demandant quel symptôme elle pourrait bien imaginer ou même se rappeler, pour le traitement duquel elle pourrait être reçue à cette consultation. Elle finit par raconter une histoire quelconque, qu'elle avait une douleur dans le dos. On lui indiqua le Service d'Orthopédie; là on lui diagnostiqua une maladie de la région sacrée et on lui conseilla une ceinture. Rentrée chez elle, elle sourit à l'idée de dépenser son argent pour une ceinture.

Il est évident que si nous avions pu découvrir pourquoi elle était venue à la consultation, nous aurions pu épargner toutes sortes d'ennuis à toutes sortes de personnes. C'est une chose extraordinaire que le nombre de malades que l'on découvre être venus sans plus de raisons que la dame en question. L'une des choses qui démontrent de quelle façon arbitraire les gens choisissent leur moment pour se présenter à un hôpital, c'est la diminution du nombre de malades dans la période qui précède Noël; on en déduit qué beaucoup de ces visites pourraient être remises. D'autres fois encore, des malades viennent pour accompagner quelqu'un de leur voisinage.

Lorsque celui qui fait la recherche de l'histoire du sujet relève les symptômes de la maladie, cette première question de « Pourquoi êtes-vous venu aujourd'hui? » ayant reçu sa réponse, il lui faut successivement adopter deux états d'esprit tout à fait opposés, l'un passif, l'autre actif. Il faut faire en sorte que le malade ait l'impression qu'il a eu un auditeur attentif, que l'on compatit vraiment avec lui. Si on l'interrompt continuellement par des questions, comme on sera certainement obligé de le faire par la suite, il a l'impression de ne pas avoir été écouté. Il faut donc lui laisser raconter son histoire à sa façon, passivement. Il n'est pas nécessaire d'en prendre note ; néanmoins, j'ai souvent remarqué que la façon du malade de décrire ce qu'il éprouve est fréquemment importante et caractéristique. Cela évite à nos historiques d'être toujours si semblables les uns aux autres, ce qui constitue leur plus grand défaut habituel. Pour cette raison, il faudrait y placer, sans y apporter de changement, une phrase ou plusieurs du malade, si possible la phrase dans laquelle il décrit la chose dont il se plaint principalement.

La deuxième phase de l'opération qui consiste à faire l'historique d'un malade est la plus importante. Dans cette période nous devrions être actif et non plus passif. Il nous faut attaquer avec un instrument entre les mains, un instrument intellectuel propre à séparer, de toutes sortes d'idées qui se confondent dans l'esprit du patient, certains faits significatifs. Cet instrument c'est une liste de questions logiques dont on fait usage sur le malade d'une façon active, pour en tirer des réponses positives ou négatives. Toutefois, si nous y réfléchissons d'une façon soutenue, notre esprit suivra ce principe. Si vous êtes en train de faire votre malle, elle sera bien faite si vous emballez vos affaires en ayant présente à la mémoire une liste des choses qu'on veut y mettre. Une fiche schématique et imprimée d'histoire sociale nous aide à penser, et à poser des questions suivant une liste établie et ainsi à penser avec ordre sans oublier nos différents points. Elle nous aide ainsi à faire un choix parmi la masse de faits confus, accumulés dans la mémoire du malade.

C'est donc après avoir écouté attentivement, mais tranquillement, la version généralement catastrophique et pleine de théories romanesques de notre patient, que nous entrons dans la deuxième phase de l'opération. C'est alors qu'il faut questionner, en évitant les questions tendancieuses, mais en guidant le sujet sur la voie qui nous conduira à une connaissance complète de la maladie que nous avons soupçonnée dès ses premières paroles. Par exemple, l'on est en présence d'une maladie extrêmement rare, mais guérissable, dont l'un des symptômes rapportés par le malade est « mes cheveux tombent à poignée ». Il faudra demander ensuite : « Avez-vous plus chaud ou plus froid que d'habitude, cet hiver ? » Ensuite, « Votre figure n'a pas beaucoup changé d'expression, n'est-ce pas ? » « Vos amis, ne vous l'ont pas fait remarquer ?» « Votre peau est-elle plus ou moins sèche qu'à l'ordinaire ? » « Est-ce que vous éprouvez une gêne du côté de la langue ? » « Votre tête travaille-t-elle plus ou moins que d'habitude ? » C'est ainsi que l'on se ferait une opinion positive ou négative sur l'existence d'une maladie appelée « myxoedème » que l'on aurait soupçonnée dès que le malade se serait plaint d'une perte rapide de ses cheveux. Si l'on reconnaît un symptôme, appartenant à un groupe de symptômes bien connus, on peut remonter de l'un à l'autre. De même, le naturaliste peut reconstruire en imagination, et tout entier, le poisson dont il aura découvert une seule arête.

J'ai dit qu'il ne fallait pas poser de questions insidieuses. Si on le fait, on peut faire dire n'importe quoi à un malade dont l'esprit obéit facilement à la suggestion. Demandez lui s'il a un symptôme quelconque, il répondra : oui. On évitera cette difficulté en posant des questions d'une façon négative : « Vous n'avez jamais de maux de tête, n'est-ce pas? » « Vous ne toussez pas ? » « Vous n'avez jamais craché le sang ? » Cette méthode négative conduira aux symptômes positifs s'il y en a.

Je tiens maintenant à expliquer par des exemples, les méthodes à employer en questionnant les malades sur leurs symptômes, de façon à aider le docteur à établir un diagnostic.

Douleurs : Depuis combien de temps? Depuis un jour, un mois, deux ans ? Les douleurs tout à fait chroniques sont rarement sérieuses mais rarement guérissables. Des maux de tête ayant duré des années ou bien n'ont aucune cause connue à la science médicale, ou bien sont signes de neurasthénie. Dans les deux cas, il y a des chances pour qu'elles persistent. Un mal à la tête survient pour la première fois et ne dure qu'un jour ; il peut être causé par la migraine. Ces exemples montrent qu'il est très important, lorsqu'on considère l'élément de douleur dans l'établissement du diagnostic, d'en connaître la *durée*. Le malade dira souvent : Je l'ai toujours eu. Mais à cette affirmation, il faut opposer un contre examen rigoureux. Ce que le malade veut dire c'est qu'il « l'a toujours eu » de temps à autre, pendant une période indéterminée. Nous lui demanderons donc : « Quand l'avez-vous eu pour la première fois ? » Et comme durée ? La moitié du temps, le quart du temps, un jour par semaine, ou un jour par mois ?

Où ? L'un de mes collègues croit que les malades français indiquent plus exactement que les américains l'endroit où ils ont mal.

Ils indiquent par des « points », ce qui tend à prouver que le Français a davantage l'esprit de précision. Mais j'ai l'impression que ce mot « point » est un nom collectif. Les malades se présentent rarement au docteur en se plaignant d'un seul point. Et cependant une douleur en plusieurs endroits n'est jamais aussi significative qu'une douleur en un endroit unique. Ces symptômes ne sont pas de grande valeur pour établir le diagnostic ou le traitement. J'ai, d'ailleurs, l'impression que ces « points » ont tendance a être passagers, en opposition à une « douleur » ou « mal » qui sont intenses et permanents.

A quel degré? Voilà une question dont on obtiendra difficilement la réponse. Il n'y a ni thermomètre, ni instrument pour évaluer le degré de douleur. Je suis bien certain qu'il n'y a pas de docteur qui n'ai souhaité à mainte reprise d'en avoir un. Il y a cependant des procédés d'évaluation approximatifs qui permettent jusqu'à un certain point de se rendre compte de l'intensité de la douleur. Nous demanderons : « Est-ce que cela vous empêche de dormir ? » Des maux de tête peuvent être assez douloureux et cependant le malade dormira malgré sa douleur. Cela peut avoir un rapport avec un affaiblissement de la connaissance amenant le sommeil. Mais la plupart des douleurs et même la plupart des maux de tête qui ne tiennent pas le malade éveillé sont moins intenses que ceux qui l'empêchent de dormir.

En second lieu nous demanderons : « Est-ce que cela vous empêche de travailler ? » On voit immédiatement que c'est là un critérium dont l'usage est très limité dans bien des directions. Un homme qui a du caractère n'interrompra pas son travail pour une douleur qui y fera renoncer un autre homme d'esprit moins ferme.

Un troisième critérium d'ordre plus subtil et moins utile est le suivant : « Avez-vous plus mal quand vous êtes tranquille ou quand vous bougez ? » Les douleurs d'origine organique augmentent généralement avec le mouvement, tandis que les douleurs fonctionnelles ont tendance à diminuer si l'on se remue. On les oublie. Très souvent les malades répondent intelligemment et exactement à cette question.

« Quelles sont les conditions qui augmentent ou soulagent votre douleur ? » La douleur s'augmente parfois en raison de la position occupée, si le malade se tient debout, par exemple. Elle peut aussi devenir plus aiguë s'il est couché, comme cela se produit pour les maux de tête. La plupart des douleurs abdominales sont plus vives lorsque le malade se tient debout. Le mouvement peut encore être une cause d'aggravation. Presque toutes les lésions d'ordre chirurgical, entorse et effort, arrachement musculaires ou de ligaments, fractures des os, empirent naturellement sous l'action du mouvement. La douleur peut encore augmenter en raison de certains mouvements spéciaux ; c'est le cas pour quelques-unes des innombrables douleurs du dos. Le lombago est une douleur que l'on peut définir d'une façon caractéristique comme survenant quand celui qui en souffre essaye de lacer ses bottines ; spécialement en se redressant le sujet éprouve une douleur intolérable. La respiration profonde augmente souvent les douleurs de la poitrine : douleur pleurétique par exemple. Mais d'autres douleurs thoraciques peuvent augmenter aussi si l'on respire profondément. L'absorption de nourriture, le fonctionnement des intestins peuvent encore augmenter la douleur.

La douleur peut aussi bien être calmée par l'une quelconque de ces causes. La chose la plus importante que l'on puisse établir à propos de douleur stomacale c'est qu'elle est calmée par l'absorption de nourriture. La chaleur ou le froid, les médicaments ou le repos calment parfois les douleurs. Ces derniers points ne sont guère importants. Ils peuvent jouer un rôle dans l'établissement des soins à donner au malade, mais non dans celui du diagnostic. La plupart des douleurs, quelle que soit leur cause, sont soulagées par la chaleur ou le froid, davantage par la chaleur, et la plupart aussi par le repos.

Toux : Après la douleur, la toux constitue le symptôme le plus fréquemment rencontré, spécialement durant les mois les plus froids de l'année. La question « depuis combien de temps » est de beaucoup la plus importante quand il s'agit de toux. On peut aussi se rendre compte de sa gravité par la question : « Est-ce que cela vous empêche de dormir ? » Et jusqu'à un certain point par la question : « Est-ce que cela vous empêche de travailler ? » La question suivante est la plus importante : « La toux est-elle sèche ou crachez-vous ? » On pourra aussi se servir utilement de la description que le malade fera *grosso modo* de ses crachats, sans examen microscopique. Il y a généralement trois choses que le malade pourra vous dire : les crachats son jaunes, ils sont blancs, ou ils sont sanguinolents. Dans ce dernier cas, il y a deux autres questions importantes à poser, si on ne peut y obtenir de réponse. Le simple fait que le malade crache du sang est sans valeur. Il faut questionner pour savoir si ce sont simplement des filets de sang, que l'on rencontre dans les crachats de quiconque tousse violemment, qui n'ont pas d'importance, et qui n'ont rien à voir avec la tuberculose. Ou bien si, tout au contraire, nous pouvons établir la preuve de crachements de sang abondants nous aurons alors établi avec quasi-certitude un diagnostic de tuberculose. Quatre-vingt-dix-neuf pour cent des cas où il y a des crachements de sang abondants sont des cas de tuberculose. Par « abondant » on entend les cas où l'on trouve la valeur envi-ron d'une tasse de sang pur. Si le docteur ne trouve pas de tuberculose après cela, il fera bien d'agir néanmoins comme s'il l'avait trouvé, car la tuberculose est là. Dans un cas semblable je n'attacherai aucune importance à des constatations physiques négatives.

Le fait à élucider ensuite, c'est de savoir si le malade à une respiration sibilante (que nous appelons en anglais « *wheezing* »). Lorsqu'un cheval devient cornard on entend sa respiration de loin dans la rue. Il est devenu emphy-sémateux. On trouve la respiration sibilante dans l'emphysème, l'asthme, la bronchite, qu'il est important que nous distinguions de la tuberculose ; on ne la trouve presque jamais dans les cas de tuberculose.

Si le malade se plaint de *dyspnée* — respiration difficile, rapide, « respiration courte », disons-nous, il faut voir s'il a de l'œdème, ou enflure, spécialement des jambes.

Chez tout malade qui tousse, ce qui nous intéresse avant tout c'est le diagnostic d'une seule maladie — de la tuberculose, sa présence ou son absence ; raison pour laquelle tout malade qui tousse devra subir un interrogatoire concernant les autres symptômes de la tuberculose, spécialement *l'amaigrissement*. Un homme qui présente de la bronchite chronique ou de l'emphysème, reste assez bien en chair ; il ne présente pas d'amaigrissement. Une personne ne diminue pas pour un mal de gorge. C'est pour cette raison que ce symptôme aidera utilement le docteur à se former une opinion.

Le symptôme *fièvre* sera examiné pour la même raison. La seule maladie qui cause souvent de la toux et de la fièvre durant une longue période, c'est la tuberculose. Malheureusement les renseignements donnés par le malade sur sa fièvre sont très incertains. La majeure partie de ce qu'il raconte à ce sujet n'est pas digne de croyance. Il ne sait pas s'il a ou non de la fièvre. Encore moins peut-on croire ce qu'il dit à propos de sueurs nocturnes. Il est donc inutile de questionner sur ce dernier sujet. En Amérique c'est un symptôme très rare et sa présence a de la valeur pour l'établissement du diagnostic. En Amérique les sueurs nocturnes tendent à prouver qu'il y a de la fièvre, — mais pas en France.

Si le malade est une femme, il faut la questionner sur ses indispositions mensuelles, car elles disparaissent dans les cas de tuberculose moyenne ou avancée. La néphrite, l'anémie, les maladies de cœur produisent parfois le même effet. Cela permet d'évaluer la gravité de la maladie mais non de la caractériser.

En vue d'une consultation au dispensaire, il n'est pas nécessaire, à mon avis, de prendre l'histoire de la famille du sujet, excepté lorsque nous soupçonnons de la tuberculose. Mais lorsque l'observation tend à nous faire croire que le sujet peut avoir de la tuberculose, la visiteuse aidera le docteur en posant

au malade des questions concernant l'existence possible de cette maladie chez son père,
sa mère, ou d'autres personnes avec lesquelles il est en contact : grand-père, grand'
mère, autres parents ou amis avec lesquels il
habite. Nous croyons de moins en moins à
l'hérédité dans la tuberculose, et de plus en
plus à l'infection par contact. Nous croyons
que l'enfant séparé de bonne heure d'un père
ou d'une mère tuberculeux, ne contractera
pas la maladie. Le mode principal d'infection
c'est l'association dans une même habitation
et pendant une longue période avec des tuberculeux.

Souvent les malades ne savent pas ou ne
veulent pas avouer que quelqu'un de leur
famille est atteint de tuberculose, ou que
quelqu'un en est mort. Mais si nous pouvons
en établir le fait que quelqu'un de la famille
du malade est mort après avoir toussé pendant plusieurs années, qu'il était beaucoup
affaibli, qu'il avait craché le sang — nous
avons établi le diagnostic sans son étiquette.
Le fait important à connaître, ce n'est pas le

degré de parenté avec un tuberculeux, c'est la durée du temps passé dans une même habitation avec un tuberculeux — ce que nous appelons « le degré d'exposition à la tuberculose ».

Ayant noté les symptômes que présente le malade, il faudra lui demander : « Avez-vous eu d'autres maladies avant celle-ci ? Si oui, qu'avez-vous eu ? » Cette question permettra d'établir une sorte de limite ou de frontière autour de sa maladie actuelle. Les maladies que le patient dit avoir eues ne nous intéressent pas beaucoup, car on ne peut obtenir sur ce sujet de réponse véridique. Les diagnostics du malade ou de son docteur peuvent souvent être vagues ou sans signification. Mais les questions concernant l'histoire passée du malade ont pour effet de l'aider à fixer d'une façon plus claire la date à laquelle sa maladie actuelle a débuté. C'est pourquoi les réponses sur ces points devront être notées brièvement, un mot ou deux seulement pour chacun, et généralement dans les termes employés par le malade lui-même.

Pour nos observations écrites dans les hôpitaux, nous notons généralement une grande
quantité de faits concernant les *habitudes* du
malade. Je n'aviserai pas cette pratique au
dispensaire. Mais il y a un certain nombre
de questions, toujours les mêmes, qu'il faut
poser à tous les malades ; elles concernent
leur *appétit, intestin, sommeil, poids* et *travail*. Les réponses devraient être notées dans
un paragraphe spécial à la fin de l'historique.

CHAPITRE III

L'enquête économique,
fonction de l'assistance sociale.

Dans un certain nombre de familles, peut-être même dans la plupart de celles avec lesquelles la visiteuse essaye d'entrer en relations amicales, il y a un pressant besoin de secours en argent, en nourriture, en vêtements, en charbon, etc. Ce besoin est souvent, prétend-on, de force majeure. On nous apprend par téléphone que les secours doivent arriver immédiatement ou qu'une catastrophe se produira. La famille attend ces secours avec anxiété ; elle se soucie peu d'une enquête laborieuse sur les causes qui ont déterminé l'état de choses actuel, ou sur la nature exacte de ses difficultés présentes. Ces gens sont comme les malades ; ce qu'ils demandent c'est un soulagement immédiat, non une série de questions ennuyeuses et d'examens médicaux. Ils veulent un remède, quelque chose qui endorme la douleur ; la morphine ou son équivalent.

Nous connaissons tous les dangers qu'il y a à employer la morphine pour endormir la douleur. La morphine ne guérit jamais une maladie. Elle ne fait qu'étouffer un symptôme. Elle produit un délicieux soulagement, mais le besoin de l'employer à nouveau se fait vite sentir. De là le danger pour le malade de se trouver, avant longtemps, avec deux ennemis à combattre : la maladie qui à l'origine produit la douleur, et de plus la morphinomanie. Tout cela est bien connu, mais tout le monde ne se rend pas compte que l'emploi de l'argent contre le paupérisme est aussi dangereux que l'emploi de la morphine contre la maladie. L'argent, comme la morphine, satisfait un besoin immédiat et ne saurait être accueilli par celui qui souffre qu'avec enthousiasme. Mais pour l'argent, comme pour la morphine, l'emploi d'une première dose amène très vite la nécessité d'une seconde, souvent plus forte, créant ainsi une habitude dangereuse. Ce n'est que dans des cas exceptionnels que l'argent et la morphine amènent la guérison. L'état de choses qui engendre la douleur ou la pauvreté doit se reproduire inévitablement, car la conviction du plaignant que ses difficultés présentes sont dues à un accident imprévu, à une catastrophe soudaine, n'est presque jamais fondée. En réalité, sa douleur, sa pauvreté, ne sont que le dernier chapitre d'une longue histoire dont les causes peuvent être retrouvées et dont l'effet futur peut souvent être prévu. En donnant de l'argent nous cachons le feu qui couve, mais nous ne l'éteignons pas.

Car la banqueroute, la faillite économique, de même que la banqueroute ou la faillite physique, est généralement le résultat d'une organisation défectueuse dans les revenus et les dépenses. Une personne tombe malade parce qu'elle a dépensé plus d'énergie qu'elle ne pouvait en récupérer par le repos, la nourriture, la récréation. Cette même personne fait faillite économiquement parce que son budget est mal équilibré. Payer les dettes du failli, endormir la douleur du malade, ne peuvent produire qu'un mieux momentané. Il faudra recommencer bientôt, à moins que par une méthode constructive on arrive à augmenter ses revenus ou à diminuer ses dépenses. L'acte de donner crée la dépendance, parce qu'il atrophie l'initiative morale et industrielle exactement de la même manière qu'une béquille, une éclisse, produisent l'atrophie du muscle. Toute force inemployée s'atrophie. Si nous pourvoyons aux besoins d'une personne autrement que temporairement, elle perdra rapidement la capacité de faire usage de ses propres ressources.

Mais le point de vue que le plaignant nous expose est ordinairement tout à fait en opposition avec nos conclusions. Celui-ci veut quelque chose d'immédiat, une aide qu'il considère lui-même comme temporaire et qui est nécessitée par une cause accidentelle.

Le mendiant que nous rencontrons dans la

rue a perdu son porte-monnaie « acciden-
tellement », nous dit-il, et demande une petite somme pour rentrer chez lui. J'ai souvent
répondu à ceux-ci : « Retrouvez-moi sur le
quai de la gare, une demi-heure avant le départ du train. Je prendrai votre billet et vous
mettrai dans le wagon. » L'individu ne se
présente jamais.

Ce cas est un cas extrême, qui exige une
intention nette de tromper. Dans la visite à
domicile, il ne s'agit pas de cela. L'individu
n'a généralement pas l'intention de tromper.
Il décrit son infortune cependant de manière
à nous la représenter comme une catastrophe
accidentelle et momentanée, paralysant une
vie qui ne nécessite aucune réorganisation fondamentale. Il est si sûr de son fait, qu'il peut
fort bien nous convaincre, si nous ne nous
tenons pas sur nos gardes, et si nous ne réa-
gissons pas en provoquant en nous-mêmes
des doutes qui nous permettront de nous assurer de la vérité. Mais mon expérience m'a
démontré et a démontré à des centaines
d'autres, que le point de vue du plaignant, le

« point de vue catastrophique », n'est presque jamais juste.

Ce n'est pas par hasard que la famille en question se trouve dans la pauvreté à ce moment-là. Ce n'est pas une crise que l'on nous implore de conjurer. La situation présente aurait pu être prévue depuis longtemps, et elle se produira de nouveau certainement à moins que nous n'en retracions l'origine et l'empêchions d'aboutir aux mêmes effets.

L'étude minutieuse, prolongée, individuelle de la situation économique de la famille est donc nécessaire. Il faut trouver tout d'abord dans tous leurs détails, les entrées et sorties d'argent. La famille peut en oublier. Il faut donc être prêt à venir en aide à leur mémoire en leur posant des questions sur les allocations, indemnités de loyer, d'assistance aux familles nombreuses, d'assistance aux vieux, la cantine scolaire, les cantines maternelles pour les femmes enceintes, les allocations en vivres : pommes de terre, charbon, etc., distribuées par les Mairies, l'utilisation des crèches, ouvroirs et vestiaires.

Il faut aussi s'informer avec soin des sources d'aide possible : parents, amis, camarades de club ou d'associations, assurances, etc. Car, après les ressources que l'individu peut tirer de lui-même, les meilleures sont celles que lui fourniront ses soutiens naturels. Elles sont moins artificielles que l'aide fournie par une institution charitable impersonnelle. Elles détruisent à un moindre degré les relations familiales naturelles que nous considérons comme notre mission immédiate et notre but dernier de maintenir, ou de rétablir dans la mesure du possible. Tout ce qui dérange ou menace les relations familiales est nuisible aux intérêts de la société pour laquelle nous travaillons.

Il est évident qu'on ne fait appel aux camarades de club, aux amis, aux parents même, que s'il est prouvé impossible pour l'individu de subvenir à ses propres besoins en suivant une ligne de conduite décidée de concert avec lui. Mais une fois convaincu que cette suffisance pécuniaire est impossible, au moment présent tout au moins, c'est auprès de ceux qui touchent l'individu de plus près qu'il faut rechercher les secours nécessaires pour en avoir le moins de regret. Des dons ou des prêts venant d'amis, ou de membres de sa famille, font sentir plus fortement sa responsabilité au bénéficiaire. Il y a moins de chance qu'il imagine (comme il le fait souvent, lorsqu'il s'agit d'une agence impersonnelle ou d'une caisse de charité) qu'il peut puiser indéfiniment dans un fond inépuisable, sans que personne en soit plus pauvre. De plus, lorsqu'il accepte de l'argent de son frère ou de son camarade de club, il est probable que l'impulsion provoquée en lui pour rétablir son équilibre économique sera à la fois extérieure et intérieure. Il sent le poids de sa dette, ce qui le stimule dans ses efforts pour reconquérir son indépendance.

Son point de vue « catastrophique », point de vue qui tend à isoler ses difficultés présentes, à les représenter comme détachées de toute cause, comme accidentelles et temporaires, ce point de vue est lié à la tendance qu'il a à déclarer qu'il n'a pas d'amis, de parents, de relations, par lesquels une aide pourrait lui venir. Sans intention décidée de tromper, il oublie tout naturellement quelques-uns de ses parents ! Il ne veut pas avoir recours à eux ; ceux-ci restent donc à l'arrière-plan de sa mémoire d'où ils ne peuvent facilement être rappelés. Or, s'il arrive qu'on lui rappelle le nom de l'un d'eux, ou il dira fréquemment : « Je ne pensais pas à lui parce que je ne lui parle plus », ou ceci encore : « Pour rien au monde je n'accepterai d'argent d'elle, et je ne vous permettrai pas de lui demander de me venir en aide. »

On peut cependant très bien poser à un plaignant de ce genre la question suivante : « Comment se fait-il que vous êtes prêt à accepter de l'argent de moi, qui vous suis étranger, ou d'une organisation charitable anonyme, et que vous répugniez à faire appel à vos parents et même à leur faire savoir que vous vous trouvez dans l'embarras ? Vous le leur cachez, n'est-ce pas ? Avez-vous vraiment une bonne raison pour agir ainsi ? Ne sera-t-il pas nécessaire tôt ou tard de le leur faire savoir, et ne vaudrait-il pas mieux pour eux, et pour vous, qu'ils soient informés immédiatement ? » « Ne vous préparez-vous pas des ennuis futurs en ajournant ce moment fatal, qui sera plus pénible alors qu'il ne le serait aujourd'hui ? »

Il faut prendre garde, lorsque nous donnons des conseils de ce genre, de ne rien dire que nous n'aimerions pas qu'on nous dise à nous-mêmes. La visiteuse doit essayer toujours de traiter les autres comme elle voudrait être traitée elle-même. Mais on ne peut pas toujours éviter de faire de la peine, ou d'amener un refroidissement dans les relations. C'est parce que de telles entrevues sont inévitablement épineuses, parce qu'elles peuvent détruire à tout jamais les bonnes relations que nous essayons d'établir, qu'il est préférable de les différer jusqu'au moment où nous avons réussi, par d'autres procédés, à établir ses relations sur un pied amical, à faire reposer l'amitié sur des bases assez solides pour qu'elle puisse supporter la tension des enquêtes pénétrantes, nécessitées par ces questions économiques.

L'habitation : Outre l'argent, la nourriture et les vêtements, il y a un côté de la vie économique de nos malades pour lequel ils peuvent avoir recours à notre assistance. C'est la question du logement. Nous nous posons trois questions :

a) Le logement est-il hygiénique ?

b) Est-il aussi bon marché qu'il devrait l'être si l'on prend en considération la santé, la décence, l'éloignement du lieu du travail, des lieux de distraction, des amis ?

c) Est-il assez grand pour sauvegarder les décences de la vie familiale ?

Cette dernière question est la plus importante.

Parmi les devoirs de la visiteuse il faudrait comprendre celui qui consiste à s'enquérir des conditions d'hygiène que présente l'habitation afin de les exposer au docteur. Celui-ci peut alors les joindre aux faits qui serviront de base à son diagnostic, à son pronostic, et à son traitement. Plus tard la visiteuse pourra à son tour essayer d'apporter les améliorations nécessaires au logis, améliorations qui seront suggérées par les jugements combinés du docteur et de l'assistance sociale.

Il est plus important quelquefois d'assurer le degré de chaleur voulu, l'aération de la chambre du malade pendant la journée et surtout la nuit, que de lui donner des remèdes. L'obscurité, la malpropreté, la mauvaise aération, favorisent le développement des germes, de la vermine, des parasites de toute espèce. Ces conditions diminuent aussi la vigueur de l'organisme humain, le dépriment, et lui ôtent la force de résister à la maladie. Les médecins et les assistantes sociales ne peuvent s'attacher à des théories utopiques sur les questions d'habitation. Ils doivent se contenter d'améliorer si peu que ce soit le logement du malade, surtout si ce logement offre des conditions inférieures à celles que la famille avait connues antérieurement. Les gens s'adaptent d'une façon merveilleuse à des mauvaises conditions hygiéniques et une fois adaptées, ils peuvent réussir à se maintenir en bonne santé pendant une longue période. Mais si cette famille est tout d'un coup obligée de se resserrer dans un logis plus petit, plus sombre, plus sale, plus bruyant, ou si, tout en demeurant dans le même logis, le nombre des membres de la famille augmente, le pouvoir d'adaptation de l'organisme humain peut dépasser ses limites et se briser.

C'est contre ces conditions surtout que l'assistante sociale et le médecin doivent lutter. Les problèmes de l'habitation sont des plus difficiles parmi ceux auxquels la société doit faire face. C'est surtout le cas en France. Cependant, nous devrions nous promettre de tenter des améliorations sans dédaigner les plus infimes sous le prétexte que nos idéals sont chimériques.

Des gens vivent quelquefois sur un pied qui dépasse leurs moyens, et ils se logent mal ou dépensent beaucoup, lorsqu'ils pourraient avoir un logement meilleur ou aussi bon dans un quartier moins populeux et moins recherché, et à un prix inférieur. Les êtres humains ont une forte tendance à rester où ils sont, à s'installer au hasard, et ils prennent en mauvaise part toute suggestion de changement, même si on le fait en vue de leur propre confort.

Après avoir vécu quelque part pendant un certain temps, n'importe quel endroit peut revêtir les attraits d'un *home*, simplement parce que nous y avons vécu. Aussi restons-nous au même endroit, tout en sachant que c'est ni le choix, ni la nécessité, mais le hasard seul qui nous y a mis. Dans ces conditions, une assistante d'hygiène peut rendre des services réels, par la connaissance étendue qu'elle a des logements les moins dispendieux, ou, ce qui en vient au même, des logements meilleurs et pas plus coûteux. Si l'assistante est au courant comme elle devrait l'être de la question des logis dans le quartier où elle opère, elle pourra fournir au plaignant des renseignements ignorés de celui-ci sur les avantages qui lui sont offerts et dont il ne se rendait pas compte. Notre horizon mental se rétrécit. Tous ceux qui l'élargissent en

proposant des vues nouvelles et utiles nous
rendent service.

J'ai parlé jusqu'à présent de la question
d'habitation en ce qui concerne l'hygiène et
la modicité du prix du logis. Mais, comme
je l'ai déjà indiqué, le côté moral du problème
est encore plus important. Il est difficile,
même impossible, d'observer la décence personnelle et de maintenir la moralité familiale
au niveau qui convient, quand les adultes et
les adolescents sont obligés de coucher dans
la même chambre. Des torts graves peuvent
être infligées ainsi à des enfants innocents et
pour la vie de leur corps et de leur âme. Rien
n'est plus important. Nous devons nous rappeler cependant que l'usage courant et les
habitudes antérieures jouent ici un grand rôle.
Une race, un groupe, peuvent s'adapter sans
perdre leur décence à certaines conditions où
d'autres la perdraient infailliblement. On ne
saurait généraliser. Il faut connaître les individus eux-mêmes auxquels on a affaire, ainsi
que leurs habitudes antérieures et leur niveau
moral. Car le changement d'habitation ou

l'augmentation du nombre de personnes vivant dans la même chambre peuvent n'être que des faits récents.

Conditions de Travail : Le travail et les conditions de travail sont parmi les problèmes économiques les plus importants et les plus difficiles qui puissent se présenter à une visiteuse. Ces problèmes ont rapport au métier du plaignant, aux conditions physiques et morales dans lesquelles il exerce son métier, à la capacité ou à l'incapacité qu'il y apporte, aux gages qu'il reçoit, aux chances d'avenir, d'avancement, qu'il peut y trouver. Dans tous ces problèmes, la liberté de mouvement mentale et physique dont jouit la visiteuse, peut lui permettre d'apporter un peu d'aide. Elle n'est pas à la tâche comme l'ouvrier manuel, vrai machine sans yeux et sans oreilles. Elle peut connaître mieux que lui où se trouver à même de mieux s'informer sur les offres possibles de travail, sur les positions nouvelles ou meilleures qui peuvent se présenter, sur les magasins, sur les patrons. Elle peut mieux se rendre compte que lui s'il est doué ou non pour le travail qu'il fait. Elle peut juger plus sûrement que lui si son métier présent est une impasse qui ne lui offre aucune chance de se développer personnellement ou financièrement. Elle peut apercevoir aussi mieux que lui le mauvais effet de son travail sur sa santé ou ses mœurs. A tous ces égards le genre de secours qu'elle peut donner est le moins nuisible et dans une certaine mesure le plus satisfaisant : renseigner le plaignant.

J'apprécie pleinement la difficulté que présente une aide de ce genre. Il n'est pas facile d'être mieux informé qu'un homme sur ses propres affaires. Cependant si l'éducation de la visiteuse, sa santé, son milieu, sont supérieurs à ceux de l'ouvrier, elle peut être pour lui de quelque utilité, même dans les questions qui sont propres à celui-ci, et qu'elle ne peut comprendre que superficiellement. C'est là une raison de plus pour exiger que la visiteuse ait une éducation étendue, une santé florissante, de la vigueur dans la pensée, une grande faculté d'observation, une connaissance sérieuse de sa communauté.

Parmi les problèmes qui surgissent en rapport avec les besoins économiques fondamentaux dont je viens de parler, il y en a d'autres que je ne peux pas traiter ici comme il conviendrait. Ce sont :

a) Les problèmes de l'hygiène et de la maladie industrielle.

b) Les problèmes de l'hygiène et de la médecine scolaire, puisque l'école représente la vie industrielle de l'enfant. Il faut noter du reste, en passant, que dans certaines communautés l'enfant reçoit des gages pour aller à l'école !

c) Les problèmes industriels et psychologiques relatifs aux mutilés.

d) Les problèmes de l'assurance industrielle et de l'assurance contre la maladie.

Toutes ces questions sont reliées à l'intervention de l'État, au contrôle parlementaire, et à des réformes économiques, dans lesquels je ne veux pas entrer.

Mais en terminant je veux dire clairement que la visiteuse comme citoyenne doit prendre plus d'intérêt que qui que ce soit à ces espoirs de réformes économiques radicales, même si elles ne sont pas de son domaine propre.

La médecine préventive et la lutte journalière contre des cas de maladie individuelle que nous espérons pouvoir prévenir un jour; ces deux activités cheminent côte à côte en s'aidant réciproquement. La visiteuse correspond au médecin privé; le réformateur économique, l'inventeur, correspond au savant de laboratoire dans la science de la médecine préventive, ou au fonctionnaire de l'hygiène publique. Dans ces deux domaines, la visiteuse devrait apporter au réformateur, à l'inventeur, des faits nouveaux, des exemples qui jetteraient la lumière sur les maux existants et suggéreraient les moyens de les réformer. Et dans la mission difficile, souvent décevante, qui consiste à venir en aide à des individus, la visiteuse trouverait aussi en partie son inspiration dans les espérances formulées par le réformateur-législateur, dans la vision d'un ordre économique idéal esquissé par lui.

CHAPITRE IV

L'enquête mentale et morale, fonction de l'assistance sociale.

Depuis Charcot la France a été le pays de la psychologie médicale. Aucun pays n'a témoigné un intérêt aussi vif à cette science et n'a contribué plus qu'elle à son avancement. Il suffit de citer les noms de Pierre Janet, avec son œuvre monumentale, les noms de Déjerine et de Babinski, dont les études cliniques ont été si productives, pour se faire une idée des lumières médicales que la France a l'honneur de posséder. Bien d'autres noms distingués pourraient être mentionnés, mais ceux-ci suffisent à prouver que la France, différente en cela des autres pays, a su tenir compte du facteur mental, des causes et des effets psychologiques de la maladie.

En Amérique, cependant, l'ignorance de la psychologie dans le monde médical a provoqué chez le public en général un sentiment de révolte. Nos médecins ont trop souvent traité leur malade comme une maladie ambulante, comme un corps sans esprit. La psychologie médicale a été négligée dans nos écoles de médecine et par nos plus célèbres chefs de clinique. Le résultat inévitable a été la révolte du public indigné. Cette réaction s'est exprimée par des mouvements populaires anti-scientifiques d'où sont sortis les cultes guérisseurs de la « Christian Science » et de la « New Thought ». Ces organisations, en dépit de leur nom, anti-scientifiques et anti-chrétiennes, sont un exemple de l'erreur dans lequel le public a été entraîné par réaction contre celle des médecins eux-mêmes. Mais l'erreur du public n'est pas plus grave que celle des médecins. Le blâme, au contraire, doit être attribué plutôt aux médecins qu'aux chefs de ces cultes irrationnels. Car les médecins reçoivent une éducation scientifique. Ils devraient donc aller au fond des choses, sans préjugés, par amour de la vérité, au lieu de fermer les yeux aux faits qui les aveuglent.

Le devoir de ceux qui y appartiennent est d'être rationnels, tandis que les hérésies des cultes guérisseurs se sont développées parmi des gens sans éducation, soumis à l'étroitesse d'esprit et aux préjugés qu'une éducation libérale détruit nécessairement.

Le médecin américain a une tendance à ignorer l'existence de l'esprit et son influence possible comme cause de maladie. Le praticien de la « Christian Science » au contraire, ignore l'existence du corps et son influence comme cause de maladie. Et l'un et l'autre sont également dans leur tort.

En France, les hommes de science et les docteurs en médecine se sont mis à la tête du mouvement dans les études de psychologie médicale. En Amérique, le champ a été laissé en pâture à des enthousiastes ignorants, dépourvus de toute éducation scientifique, de toute culture ; et ce sont eux qui ont tourné l'attention des savants vers les méthodes médicales négligées jusqu'alors ; ce sont eux qui ont entraîné le public dans une révolte contre la profession médicale, révolte anti-scientifique qui cependant compte ses adhérents par millions.

Mais si la situation se présente sous un aspect plus regrettable encore en Amérique qu'en France, celle-ci n'a pas réussi non plus à adapter pleinement aux méthodes médicales les connaissances précises qu'elle possède sur les rapports de l'élément mental et de la maladie. Ce fait peut être remarqué surtout chez les médecins de dispensaires, et l'institution des visiteuses d'hygiène est ici le chaînon essentiel à une méthode d'action directe.

Mais avant de poursuivre sur ce sujet cependant, et de décrire les autres devoirs des visiteuses en ce qui regarde la psychologie médicale, il est nécessaire que je m'explique clairement sur le sens du terme que j'ai déjà employé plusieurs fois: « l'élément mental de la maladie ». Il ne s'agit pas seulement ici des maladies nerveuses, des névroses et psychoses, des innombrables formes de nervosité dont l'origine n'est pas une maladie organique, mais aussi des complications mentales, des résultats mentaux et émotionnels de certaines maladies organiques graves, telles que la tuberculose, l'artériosclérose, les affections chirurgicales. Les études classiques de Charcot, de Pierre Janet et d'autres, ont prouvé au monde entier l'existence d'une série de maladies dans lesquelles les fonctions mentales sont troublées sans que le malade soit fou au sens légal du mot, et sans que le malade montre traces d'une maladie organique caractérisée. La neurasthénie, le psychasthénie, l'hystérie, les névroses traumatiques et viscérales, sont les types les plus importants de ces maladies découvertes par les grands psychologues et chefs de cliniques français. Notre connaissance de ces maladies s'est peu accrue des études poursuivies, depuis, par les docteurs allemands, américains et anglais.

Mais l'histoire et le développement des études françaises sur ces maladies montre avec évidence que l'intérêt s'est concentré principalement sur le diagnostic, tandis que le traitement n'a été que peu étudié.

De plus, les grands chefs n'ont guère été écoutés. Leurs conseils n'ont pas été suivis en grand, ni toujours appliqués dans l'exercice de la thérapie pratique. Ceci est vrai en particulier des névroses viscérales, c'est-à-dire des symptômes nerveux révélés dans tel ou tel organe du malade : estomac, organes pelviques, intestins, etc., lorsque, cependant, ces organes ne présentent aucune trace de maladie. Dans ce groupe de maladies, la plupart des médecins français et américains persistent à calmer ces malades et à leur complaire en leur administrant des remèdes dont ils savent l'influence nulle et dont le seul but est d'illusionner le malade, en lui faisant croire qu'on fait quelque chose pour lui.

Ce n'est qu'un traitement superficiel, un traitement qui ne s'attaque en aucune manière aux causes déterminantes de la maladie. Que les maladies psychogéniques existent ou non, qu'on puisse ou non prouver l'influence unique des faits psychiques dans la production du groupe de symptômes connus sous le nom de neurasthénie, de psychasthénie, ou d'hystérie ; que ces symptômes aient des causes chimiques ou qu'ils n'en aient pas, on peut dire ceci en toute certitude : que pour déraciner le mal, pour effectuer une cure radicale, il ne faut pas se contenter de remèdes, mais attaquer les symptômes mentaux directement et sur leur propre terrain, par des moyens mentaux, surtout par la rééducation. L'élément mental est du reste le point vulnérable, le plus propice à l'attaque. C'est sur ce point que l'influence thérapeutique peut s'exercer avec les meilleurs effets.

Même lorsqu'il s'agit de maladies telles que la tuberculose ou l'artériosclérose, il se peut que la psychothérapie seule fournisse les moyens de venir en aide au malade. Nous pouvons n'avoir qu'un faible recours sur ses artères ou ses poumons ; mais, d'un autre côté, ses organes peuvent ne nécessiter aucun traitement. La destruction incurable qui se poursuit en eux peut être dormante et inoffensive au moment où ils sont en traitement. Leurs souffrances momentanées peuvent dépendre de leur état mental, état sur lequel nous pouvons exercer une influence et arriver même par ce moyen à détruire ces souffrances, sans que du reste la maladie organique soit enrayée le moins du monde.

Bien des tuberculeux, par exemple, souffrent de découragement ou de peur. Si nous pouvons débarrasser le malade de cette crainte de voir sa maladie se développer ou se propager, si nous pouvons lui rendre du courage, si nous pouvons faire cesser son inquiétude, son appétit et son sommeil s'en ressentiront avantageusement. Ensuite il se peut que l'action de la nature soit la seule chose nécessaire pour amener la guérison des tissus et provoquer un arrêt dans la maladie. D'un autre côté, un cas de tuberculose pulmonaire, fût-il naissant, peut empirer pour la seule raison que le patient s'agite, s'inquiète constamment sur son état, ou sur les souffrances présentes et futures de sa famille.

Je me rappelle un cas de tuberculose au premier degré, d'origine récente, au sommet d'un poumon mais sur un sujet malheureusement d'un tempérament très actif, prompt à s'échauffer et à s'inquiéter dès qu'il abandonnait son travail. Il adorait sa famille, mais du jour où il se rendit compte de son mal, il ne put penser à elle que pour se la représenter entraînée avec lui par la contagion, ou réduite à la pauvreté, par suite de sa propre inactivité. Le cas ne fut malheureusement pas étudié comme il aurait dû l'être. Seul l'état du poumon entrait dans le champ visuel du médecin, état qui nécessitait l'isolement du malade et son repos complet dans un sanatorium. Le changement fut prescrit et accompli. Le malade séjourna environ deux mois au sanatorium, s'agitant et s'inquiétant sans cesse. Il déclara alors qu'il ne pouvait rester plus longtemps, quitta le sanatorium, malgré l'avis de son médecin, revint auprès de sa famille et mourut quelques semaines plus tard.

Il me semble tout au moins probable que si nous avions observé son esprit aussi soigneusement que son poumon, nous aurions pu le sauver. Mais le médecin qui fit le diagnostic et prescrivit la cure, ne pouvait accorder que quelques minutes à chacun des cas qui se présentaient en foule aux consultations de son dispensaire. Il n'avait pas le temps de faire une étude détaillée, prolongée, fastidieuse de la mentalité du malade, pour gagner sa confiance, lui faire sentir qu'il le comprenait, et l'amener ainsi à se prêter à une rééducation mentale, en écoutant docilement les avis qui lui étaient donnés.

Ce travail aurait dû être fait par une visiteuse. Si celle-ci avait été ce que nous pensons que doit être une visiteuse, elle aurait compris qu'il faut transiger parfois avec le tempérament du malade, qu'il faut s'adapter à lui et modifier le traitement ordinaire, suivant les cas particuliers et les différences qu'ils présentent. Il faut tout d'abord faire comprendre au malade quelle importance il y a pour lui à acquérir une attitude mentale favorable à sa guérison ; il faut lui apprendre que son rétablissement dépend en majeure partie des efforts qu'il accomplira lui-même pour se maîtriser. Il faut le convaincre que l'abandon momentané de sa carrière ne sera pas préjudiciable à sa famille. De plus, la prescription du repos complet, de l'alitement, nécessaire dans son cas si l'état du poumon devait seul être considéré, doit être modifié par la raison même que son état mental l'empêche de prendre du repos lorsqu'il est au lit.

Dans des cas de ce genre, le lit épuise au lieu de reposer. Le repos n'est qu'apparent, il n'y a que la forme ; non la substance. En fait, c'est l'impatience, l'agitation qui ont été prescrites par le médecin, car le malade est ainsi soumis à un régime de contrainte dont on ne peut espérer autre chose. Un malade de ce genre devrait être autorisé à travailler dans une certaine mesure, le travail étant déterminé et surveillé de façon à ne pas fatiguer les gros muscles du corps et amener la fièvre, mais un travail suffisant pour occuper un esprit actif et permettre au malade de s'oublier.

Il est difficile mais il n'est pas impossible de trouver un genre d'occupation qui réponde à ces besoins. Je l'ai constaté par l'expérience. Mais dans le cas cité plus haut, ces procédés ne furent même pas essayés. Le malade était

et se sentait isolé dans son sanatorium. Les
visites du docteur étaient remplies par les examens médicaux et la réitération d'ordonnances qui lui interdisaient de se tourmenter et
lui commandaient le repos complet. Ce traitement violait gravement une des lois fonda-
mentales de la psychologie médicale suivant
laquelle l'ordre de ne pas s'inquiéter ne détruit pas l'inquiétude. Il est aussi irrationnel
d'émettre un tel ordre que de demander à un
épileptique de ne pas avoir de convulsions
ou à un choréique de ne pas se tordre les
mains. Cette erreur est cependant fréquente
parmi les médecins exercés à reconnaître les
changements physiques des maladies, mais
qui ne se sont jamais souciés de comprendre
les faits les plus simples et les plus évidents
sur l'état mental des malades.

Comme je l'ai déjà dit, il est impossible au
médecin de dispensaire de se rendre compte
des détails concernant la maladie de son consultant, ou de découvrir, après une enquête
et des expériences, de quelle manière l'esprit
du malade peut aider à la cure au lieu de

l'entraver. Cette enquête est la tâche d'une visiteuse, d'abord parce qu'elle a le temps de la poursuivre, et ensuite parce qu'étant femme, elle a les qualités de tact et l'habileté nécessaire pour entrer dans l'intimité du malade.

Peurs : Les études de la visiteuse sont d'égale importance lorsqu'il s'agit d'une névrose fonctionnelle où les souffrances du malade peuvent être supprimées par la suppression de ses craintes. La peur joue un rôle dominant dans beaucoup de maladies organiques ou fonctionnelles. Dans un récent examen médical à l'Université de Harvard, on découvrit que sur sept cents jeunes gens apparemment en bonne santé un pourcentage considérable souffrait de la croyance qu'ils avaient des maladies de cœur. Cette idée leur avait été inculquée par des professeurs de gymnastique et des médecins insuffisamment exercés. Ces jeunes gens avaient donc restreint leur activité physique, hantés qu'ils étaient par la crainte de se rendre gravement malades ou même de mourir s'ils accomplissaient de trop grands efforts physiques ou mentaux.

Ces craintes ont un effet d'autant plus désastreux que ceux qui les éprouvent ne s'en rendent compte qu'à moitié. Ce sont justement ces ombres d'appréhension, ces craintes de demi-jour que l'on ne regarde jamais en face, qui nous tourmentent le plus et nous enlèvent de plus nos moyens. Mais quand un examen médical sérieux démontra que ces jeunes gens n'avaient aucune maladie, la constatation prompte et décisive de ce fait rendit un service important. Pour la première fois ils regardèrent en face leurs appréhensions, lorsqu'il leur fut prouvé qu'elles étaient sans fondement, et ils furent guéris par les assurances d'un médecin en qui ils avaient confiance.

Mais si ces craintes hantaient des jeunes gens qui se présentaient au collège de Harvard, et qui appartenaient pour la plupart à la classe ayant reçu la meilleure éducation et la plus fortunée, on peut être sûr qu'elles jouent un rôle plus important encore sur des malades de la classe de ceux qui se présentent généralement dans les dispensaires. Car les rumeurs irraisonnées, les paniques, les « on dit » du voisinage, ont beaucoup plus de prise sur ceux-ci ; ils sont enclins à croire les mensonges médicaux des journaux, brochures et circulaires que les charlatans leur envoient. Toute leur éducation médicale provient de ces sources ; elle consiste en un amas d'erreurs systématiques destinées à exciter la peur et à produire par suggestion des symptômes de maladie.

Mais s'il est vrai que les peurs les plus gênantes, les plus démoralisantes pour des gens de bonne éducation et relativement conscients sont celles dont on n'a que vaguement conscience, il est évident qu'on les rencontrera plus fréquemment encore parmi les consultants du dispensaire.

Il est donc particulièrement difficile, mais de première importance, de jeter la lumière sur ces craintes, et de les comprendre. Pour cette tâche il faut une personne qui puisse consacrer du temps, de la patience et du tact. Cette tâche n'incombe pas plus au médecin du dispensaire que la tâche de débrouiller l'écheveau embrouillé de la psychologie du tuberculeux n'incombe au spécialiste qui examine ses poumons. C'est là le devoir de la visiteuse. Quand celle-ci a jeté la lumière sur ces craintes, quand elle a compris les détails de la maladie, elle peut faire connaître ses observations au médecin. Celui-ci peut alors, à son tour, faire disparaître ces éléments d'erreurs avec la pleine autorité de sa situation médicale.

C'est là que la coopération du médecin et de la visiteuse se révèle dans toute son importance. Chacun d'eux découvre une partie des éléments nécessaires au diagnostic. Mais c'est le médecin qui en dernier ressort réunit et interprète les connaissances accumulées par lui et par ses auxiliaires, étant alors à même de venir en aide au malade en se basant sur un ensemble de renseignements infiniment plus nombreux que si son activité s'était exercée seule.

La visiteuse est aussi un auxiliaire indispensable au médecin lorsqu'il s'agit de décou-

vrir les erreurs et tourments d'esprit causés
par des relations difficiles entre le malade et
sa famille. Seule la personne qui voit le
malade chez lui, qui est en relations amicales et intimes avec les autres membres de
la famille, peut connaître ces difficultés : les
causes de froissements, de rivalité, de jalou-
sie, d'incompatibilité d'humeur qui existent
entre eux. Dans certains cas, les amis du
malade, ses compagnons d'atelier ou d'école,
devront être aussi l'objet des observations de
la visiteuse. Elle doit considérer toutes les
influences délétères du milieu : les conditions
physiques de nutrition, de ventilation, d'ha-
billement, ainsi que les influences psychiques
exercées sur lui par sa famille et ses amis,
par ses pensées demi-conscientes, par ses
inquiétudes, ses remords et ses craintes.

Bien des troubles stomacaux qui résistent
aux diètes et aux remèdes, peuvent être guéris lorsqu'on trouve la raison de l'inquiétude
du malade et qu'on le met à même de combattre et de vaincre ses ennemis mentaux.
D'innombrables douleurs vagues que les

médecins attribuent à une maladie organique ou à une autre, et pour lesquels l'usage des drogues est d'un effet funeste, cèdent à l'étude de la cause de la fatigue chez le malade et à l'influence exercée sur l'état mental, moral et spirituel du malade. Aucun élément ne doit être exclu.

Fermer les yeux à ce qui est humain est tout ce qu'il y a de moins scientifique, et si petit que soit l'élément humain, même s'il n'est pas en notre pouvoir de ressentir à son égard une sympathie personnelle. Il constitue néanmoins un des faits du cas étudié. Ainsi il doit être compris et considéré dans le diagnostic et le traitement.

En Amérique, le médecin du dispensaire est consulté de plus en plus fréquemment par les cours de justice sur l'état physique et mental des enfants et des adolescents qui comparaissent devant elles. Les juges, surtout ceux des cours juvéniles, commencent à se rendre compte que leur éducation légale, leur connaissance des questions d'évidence et des sanctions légales, ne constituent qu'une partie infime du bagage nécessaire s'ils veulent contribuer au bien public en jugeant les accusés mineurs. Les juristes commencent enfin à comprendre que l'étude physique, morale, mentale, du mineur accusé est essentielle pour prévenir la récidive. Si la pénologie doit devenir une science de réforme et de reconstruction, si elle ne représente pas seulement la vengeance, la répression et l'intimidation, nos juges doivent avoir des connaissances de médecine, et en particulier de médecine psychologique.

Dans ce champ, comme dans celui des névroses fonctionnelles et viscérales, la France a fourni les chefs. Mais ces chefs n'ont pas été suivis suffisamment. Les idées nouvelles, les grandes découvertes, sont venues par la France, mais elles n'ont jamais, si je ne me trompe, été reconnues publiquement comme elles auraient dû l'être, puisqu'elles n'ont jamais été incorporées dans les institutions de ce pays ni influencé le traitement accordé à ceux qui en ont besoin. Le travail de Binet sur la mesure pyschologique de l'intelligence des écoliers a fait époque en Amérique. Nous savons où s'arrêtent les bienfaits de cette méthode et nous reconnaissons que, dans ces détails, elle ne saurait être suivie universellement. Mais nous avons étudié Binet, et reconnaissant avec gratitude notre dette envers lui, nous avons essayé de développer ses idées et ses méthodes, et de les adapter aux besoins des enfants arriérés et de ceux qui n'ont pas appris à lire et à écrire. Les épreuves de Binet reposent trop sur l'usage des livres et sur l'habileté linguistique. Cependant avec quelques modifications ces épreuves nous paraissent avoir une valeur. Dans les livres remarquables du Dr William Healy * de Chicago, et dans les livres de ses disciples et amis, les sciences médicales et les idées de Binet avec leur prolongement dans la psychologie médicale, sont intimement mêlées aux rapports et enquêtes des visiteuses à domicile.

* *The Individual Delinquent.* Boston, Little, Brown and C°, 1916; *Pathological Lying.* Boston, Little, Brown and C°, 1917.

Dans l'un de ces livres le Dr Healy analyse en détails les cas de plusieurs centaines d'enfants qui lui furent envoyés par le juge de la cour juvénile de Chicago, afin que par son examen médical et psychologique il lui vienne en aide pour le choix du traitement légal à suivre. Le Dr Healy, avec son corps d'auxiliaires et d'assistantes sociales, étudie :

1° L'état physique de chaque enfant ; en particulier, les défauts possibles de la vue et de l'ouïe.

2° L'état mental selon les épreuves basées sur celles de Binet et considérablement augmentées. Il ajoute aux faits ainsi obtenus : —

3° Une enquête du milieu social, physique et psychologique de l'enfant.

En d'autres termes, il étudie toutes les influences héréditaires, domestiques, économiques, industrielles et personnelles, qui se sont exercées sur lui et l'ont conduit au crime. L'influence d'autres jeunes garçons ou fillettes de son âge, de camarades d'atelier ou d'école, est étudiée, ainsi que le bon ou mauvais exemple des parents, le degré et la qualité de la discipline familiale et la présence ou l'absence d'instruction religieuse.

Ces enquêtes sociales sont toutes entreprises ou accomplies par des assistantes sociales. Les résultats sont alors réunis à ceux que les examens physiques et psychiques de l'enfant au dispensaire ont produits. On voit donc que le D' Healy et les autres Américains qui l'ont suivi dans ce champ de la psychologie médico-légale, insistent sur la nécessité d'étudier quatre classes de faits :

1° L'état physique de l'enfant ;

2° L'étal mental de l'enfant ;

3° Son milieu physique ;

4° Le milieu intellectuel, moral et spirituel.

Cette enquête est nécessaire, parce qu'il est reconnu aujourd'hui qu'un enfant peut commettre un crime parce qu'il est épileptique, faible d'esprit, parce qu'il est torturé par des défectuosités de vue ou d'ouïe, et l'incapacité qui en résulte de suivre les exercices scolaires, parce qu'il subit d'une façon énorme l'influence de ses camarades, des spectacles cinématographiques, de la littérature sensationnelle, ou finalement parce que son hérédité, son éducation, la discipline familiale ont été défectueuses.

Il n'y a pas de raison de douter qu'à l'avenir les médecins et les juges coopèreront de plus en plus intimement à l'étude des crimes et offenses contre la loi. Ils auront par conséquent un besoin, sans cesse grandissant, de la visiteuse d'hygiène pour compléter ces études et accomplir les réformes que ces études suggèrent. On peut facilement voir que la visiteuse doit se familiariser avec les méthodes et les résultats qui ont été obtenus dans ce champ de l'examen psychologique. Cela sera surtout vrai en France où ce travail a pris naissance par l'étude classique des grands psychologues.

c
r
d
la
c
d
e
n
o
qu
an
c'e
cu

CHAPITRE V

L'enquête mentale et morale, fonction de l'assistance sociale *(suite)*.

Nos idées directrices sur l'assistance sociale (qu'autrefois nous désignions sous le nom de charité) nous arrivèrent en Amérique d'Angleterre. Il en est résulté que dans une large mesure l'évolution de cette œuvre sociale a été dirigée jusqu'aujourd'hui en vue d'un idéal économique. Les économistes, et en général tout ceux qui s'intéressent à l'économie politique, ont parlé sur ces questions, ont écrit à leur sujet, les ont mises en pratique, et tous ceux qui ont hérité des traditions anglaises sont encore obsédés par l'idée que c'est dans l'argent et dans les difficultés pécuniaires que réside le nœud de l'affaire.

Mais le côté médical, des infortunes sociales,

côté que j'ai essayé de montrer avec insistance depuis vingt ans, tend à renverser l'idée que l'assistance sociale ne concerne que les pauvres. Elle concerne les malades, les tuberculeux par exemple. Quelques tuberculeux sont pauvres, d'autres ne le sont pas. En Amérique, bien des gens fortunés — car la tuberculose frappe toutes les classes — ont recours à nos dispensaires. L'État entretient des dispensaires pour tuberculeux, et ce sont les impôts payés par le peuple qui couvrent les frais. De là un sentiment, chez l'homme du peuple, qu'il a le droit de se présenter au dispensaire sans qu'il soit question de charité à son égard. Et comme des œuvres sociales sont rattachées à tous les dispensaires, les relations de plus en plus intimes qui s'établissent entre les études médicales et sociales tendent à renverser l'idée surannée que l'œuvre sociale a nécessairement rapport à la pauvreté, et que les études économiques en constituent la majeure partie.

Les études économiques ne doivent être dédaignées de personne, et ceux qui traitent la question pécuniaire avec négligence, en souffrent tôt ou tard. Mais dans toute ma carrière, je n'ai jamais constaté, dans les nombreux cas que j'ai examinés, et où la pauvreté existait, que le facteur économique fut la cause de tout le mal. Suivant la remarque du philosophe Lotze : « Le mécanisme est présent partout mais partout dépendant », nous pouvons dire de même pour l'œuvre sociale, que la question économique est présente partout mais partout dépendante.

Les défectuosités mentales dans la plupart des cas sociaux me semblent plus importantes que la pauvreté ou la faiblesse physique.

Ignorance : Une proportion considérable des diagnostics sociaux devraient contenir le mot ignorance. Je veux faire une distinction entre l'ignorance et le manque de sens moral. Il est vrai que la faute, la mauvaise action, est fondamentale dans bien des cas de diagnostic social. Je n'ai jamais encore étudié de ces cas sans découvrir que la faiblesse morale était un des éléments du mal. L'élément moral est toujours en jeu dans les cas sociaux, mais souvent, ce n'est pas lui qui est l'élément principal. Et il se trouve souvent inférieur en importance aux défectuosités intellectuelles.

Je parlerai de trois espèces d'ignorance :

a) *L'ignorance industrielle* a été le diagnostic final dans quelques-uns des cas que j'ai étudiés. Le consultant est, au point de vue industriel, un déclassé. Il ne peut trouver son coin. Il n'existe peut-être pas de coin pour lui, car quelques personnes semblent être faites pour une autre planète, ou un autre siècle. Il est évident que la conception du déclassement industriel est vaste, vague peut-être. Et cependant elle domine souvent la situation économique. Notre consultant ne peut gagner sa vie et c'est peut-être parce qu'il emploie seulement à son travail le quart de ses forces, et le quart le moins utile. Il se peut que les talents qu'il possède et qui lui servent à gagner sa vie, soient superficiels. Bien des ouvrières que je connais dans l'industrie mettent au service de leur travail un côté entièrement superficiel d'elles-mêmes, côté sans aucun rapport avec leurs intérêts les plus profonds. Ceci est moins vrai des assistantes sociales que de tout autre groupement d'ouvrières. Elles peuvent souvent mettre ce qu'elles ont de meilleur en elles au service de leur travail. Au contraire, bien des femmes d'affaires ont horreur des affaires. Il se peut qu'elles gagnent assez d'argent, mais elles sont malheureuses et mécontentes, parce que les forces à l'aide desquelles elles étaient destinées à venir en aide à leurs semblables, restent inemployées.

B) *L'ignorance médicale.* — Le quart, peut-être, de la mission de la visiteuse est l'enseignement médical, la suppression de l'ignorance médicale. La plupart des médecins bien informés de notre époque ne croient pas que la maladie puisse souvent être guérie par la médecine ou la chirurgie. Nous n'avons pas grande confiance dans la thérapeutique chimique, physique, ou électrique. Nous croyons que lorsque l'état d'un malade est amélioré, grâce à l'intervention d'un médecin ou d'une visiteuse, c'est que ce malade a *appris quel-*

que chose sur ce que nous appelons « la manière de vivre », expression vaste dont le sens se limite à la manière physique de vivre.

Lorsque je parle à des personnes soi-disant de bonne éducation, je suis étonné de constater combien peu ils connaissent la structure de cette enveloppe d'argile qu'est leur corps et dans lequel ils ont vécu quarante ou cinquante ans. Je ne veux pas dire que tout le monde devrait étudier la physiologie, mais je veux dire que nous devrions tous connaître des choses aussi simples que, par exemple, la manière de nous reposer. Une personne ne se repose pas comme une autre personne. Les impressions digitales diffèrent d'un individu à l'autre, l'écriture aussi. De même notre manière de travailler ou de nous reposer est caractéristique de notre individualité comme nos impressions digitales, et nous devrions la connaître. Au lieu de cela, nous nous suivons les uns les autres comme des moutons.

Les instructions que nous donnons à un tuberculeux sont nécessaires à cause de sa propre ignorance ou de l'ignorance des autres. Je reçus un jour une lettre extrêmement touchante écrite par un avocat d'un certain âge, qui était tuberculeux et qui finalement acquit les faits médicaux nécessaires à son salut en lisant une revue populaire. Il était traité pour la tuberculose aussi mal qu'un être humain peut être traité. Mais il ignorait ce fait. Il s'était présenté au meilleur docteur du voisinage. Et c'est seulement en lisant dans la revue populaire en question l'analyse d'une conférence médicale sur le traitement de la tuberculose, qu'il apprit la vérité et put se guérir. C'est peut-être un de nos devoirs principaux que de supprimer l'ignorance médicale au sujet du diabète, des maladies d'estomac, des maladies vénériennes, des maladies de cœur, et du régime à suivre à leur égard.

c) *L'ignorance éducative*. — L'ignorance des institutions propices et des méthodes nécessaires pour donner à un homme la force mentale dont il a besoin, se manifeste souvent dans l'apprentissage industriel. On voit dans l'industrie des gens qui pourraient accomplir un bien meilleur travail et gagner plus d'argent s'ils avaient un meilleur apprentissage. Mais ils ne savent où se le procurer. Il y a dans beaucoup de villes des bourses et des fondations destinées à ceux qui ont l'ambition d'obtenir un bon apprentissage. L'ignorance éducative peut donc, aussi bien que l'ignorance industrielle et l'ignorance médicale, produire des embarras économiques d'où peuvent découler des embarras physiques.

Il est évident que l'ignorance, cause de difficultés, est historique, non catastrophique. Elle ne se produit pas subitement. Ses mauvais effets s'accumulent petit à petit et apparaissent petit à petit.

L'immobilité : Un autre élément du diagnostic social est ce que j'appelle l'immobilité, mot que je prends dans le sens particulier de manque d'adaptation. M. le professeur Fuster fait consister le traitement social en grande partie en une aide destinée à améliorer l'adaptation de l'individu à son milieu actuel ou à celui qu'il désire atteindre. Souvent des gens manquent leur vie parce qu'ils n'ont pas réussi à changer de milieu au moment propice. Il y a aussi des gens qui changent trop souvent : de ceux-là je parlerai plus tard.

Il me semble que les analogies physiques de ces défectuosités mentales sont intéressantes. Le malade alité qui possède cette immobilité physique à un haut degré a des escarres. Les gens en bonne santé, lorsqu'ils sont restés étendus dans une certaine position un certain temps, sont mal à leur aise et se tournent d'un autre côté instinctivement. Nous changeons de position de temps en temps sur nos chaises, pour éviter une pression prolongée. Si nous ne changions pas de place, la pression finirait, à la longue, par produire une blessure.

Ceci est vrai de la vie mentale tout autant que de la vie physique. Aucun de nous ne peut se vanter probablement d'avoir toujours bougé au moment voulu. Nous pourrions être plus utiles aujourd'hui si nous avions bougé avec plus de sagesse. Nous allons tout de même de l'avant, plus ou moins bien, et d'autres viennent nous demander notre avis parce qu'ils sont, encore plus que nous, voués à l'immobilité. Je n'ai jamais rendu un diagnostic social que je n'ai pu reconnaître aussi en moi-même. Ce n'est qu'une question de degré.

L'immobilité industrielle est un exemple évident. Une personne a un travail qui ne lui convient pas ; alors elle y reste attachée indéfiniment. La plupart des gens choisissent leur profession par les procédés les moins rationnels.

Quand un jeune homme est sur le point de choisir une profession, regarde-t-il autour de lui, considère-t-il les alternatives possibles, avant de choisir ? Point du tout. Il fait ce que l'homme qui est près de lui fait, ce que son père a fait, ce dont il a, par hasard, le plus entendu parler. Ceci est vrai que l'on soit à court d'argent ou non. On choisit son métier sans aucune raison sensée. On est jeté dans son métier au hasard. Ce qui sauve les gens des conséquences fatales de leur incurie, c'est leur habileté à changer de place rapidement, soit dans le milieu où ils sont, soit dans un autre milieu.

J'ai fait mon entrée dans la profession médicale par le laboratoire, en écrivant un livre sur le sang et en accomplissant un travail démesuré. J'avais tort. Je n'étais pas fait pour cela ; heureusement, j'ai su changer de place. La médecine sociale est ce qu'il me fallait. Beaucoup s'adaptent ainsi à un côté particulier du métier qu'ils ont entrepris. C'est pourquoi le mauvais choix initial n'a pas toujours de conséquences funestes pour tous. Mais l'homme immobilisé demeure immobile. Il ne sait pas où il pourrait être s'il n'était pas où il est. Il reste donc où il est tombé. Son caractère s'aigrit. Il devient dur, pauvre, se met à boire peut-être ; tout cela parce qu'il n'a pas trouvé le coin auquel il était destiné.

L'instabilité : L'immòbile, d'après la signification que j'ai donnée à ce mot, est celui qui ne change pas assez souvent de place, qui demeure trop longtemps attaché à une série particulière d'habitudes, laissant le monde le dépasser. C'est encore celui qui a une idée fixe, car l'idée fixe est aussi une immobilité, une stagnation, une incapacité de s'accommoder, de s'adapter à des conditions nouvelles.

Le défaut contraire, qui consiste à ne pas séjourner suffisamment à un endroit donné, à changer de place trop souvent, est l'instabilité. Le côté physique de ce défaut est visible chez les gens atteints de mouvement perpétuel. Mais le côté psychique présente évidemment pour nous plus d'intérêt. Nous considérerons premièrement *l'instabilité industrielle*. Pourquoi change-t-on trop souvent de position ? Voici :

Presque toute entreprise traverse trois phases, similaires aux phases que Sir Almoth Wright a indiqué dans ses travaux sur l'immunité. Nous pouvons dire, en suivant son idée, que lorsqu'on organise un dispensaire par exemple, il y a d'abord, premièrement, une période d'intérêt et d'enthousiasme ; deuxièmement, une période d'arrêt, de dépression (la période négative selon l'expression de Wright), durant laquelle les choses n'avancent pas sans heurts et semblent se compliquer à l'infini. C'est à ce moment-là que l'instable quitte son travail parce qu'il ne peut pas attendre la troisième phase. Il ne peut pas croire que son entreprise se développe et avance vers une phase nouvelle et positive, qui le placera finalement à un niveau supérieur à celui où il se trouvait au départ. Les gens normaux prévoient généralement ces trois phases dans toute entreprise. Avant de quitter la première phase, la plus positive, ils s'attendent à traverser une période négative. L'instable brise là, et s'essaye à autre chose, ce qui est mauvais. Si en questionnant un individu, nous apprenons qu'il a déjà changé de situation quatre ou cinq fois, c'est ce que nous pouvons trouver de plus mauvais sur sa fiche industrielle. Nous lui demandons : « Pourquoi êtes-vous parti la première fois ? » Puis : « Pourquoi avez-vous abandonné votre seconde position ? »

Le proverbe : « Pierre qui roule n'amasse pas mousse » a sa traduction exacte en anglais, et est vrai dans un pays comme dans l'autre. Les instables ne peuvent accumuler la force, l'habileté, l'argent, toutes choses qui sont le résultat seulement d'un séjour suffisamment prolongé à un endroit donné.

L'instabilité mentale se constate aussi dans les divers tempéraments. Bien des gens se créent toutes sortes de difficultés économiques et industrielles parce qu'ils ne se rendent pas compte des *phases négatives et positives* de leur esprit. Nous disons en langage vulgaire qu'ils ont « des hauts et des bas ». Mais s'ils prennent les bas trop sérieusement, ils sont sur la pente du suicide. C'est dans ces phases d'*instabilité émotionnelle* que les gens se querellent avec leur famille, blessent ceux qui les approchent, perdent leur position.

L'instabilité est beaucoup moins importante chez l'adolescent. Plus d'un père et d'une mère se sont désespérés inutilement au sujet de leurs enfants. « On ne fera jamais rien de bon de ce garçon. Il est trop instable », dit-on. Mais on fait souvent quelque chose de très bon de ce garçon, simplement parce qu'il avance en âge. Celui-ci a généralement de treize à dix-neuf ans. Des changements physiques de première importance, changements qui révolutionnent tout son être, se produisent en lui. Aussi devient-il pour un temps capricieux, lunatique, dans une certaine mesure irresponsable. Quelque degré que son instabilité atteigne, quelque peu satisfaisante que soit la conduite d'un jeune homme, tout cela passera probablement lorsqu'il aura traversé son adolescence.

D'un autre côté, plus une personne est âgée, plus le défaut d'instabilité est sérieux chez elle.

Nous ne devons pas oublier non plus que l'instabilité peut être due *à l'usage des drogues.* Les morphinomanes sont des plus instables, et comme le mensonge, la dissimulation font partie des symptômes de cette maladie, il est difficile de le découvrir. Le soir, le morphinomane est plein de vaillance, plein d'espoir, prêt à donner un rendez-vous le lendemain à neuf heures. Mais il n'est presque jamais exact au rendez-vous. Cette dépression matinale est fréquente dans bien d'autres maladies, telles que la neurasthénie, et cette maladie rare qu'on appelle l'anémie. L'anémique se lève difficilement le matin, ce qui est la faute de ses globules rouges, non de son caractère. Son « instabilité » peut être guérie par le fer.

Une autre phase de l'instabilité est l'impressionnabilité anormale, la trop grande tendance à subir une influence, à se prêter à la « suggestion » dans le sens psychologique du mot. J'ai entendu plus d'une mère, aimante mais sotte, me dire de son enfant : « Jean est un bon enfant, mais il est faible. Il se laisse détourner par ses camarades. »

Tout le monde est, et doit être, ouvert à la suggestion. Il y a une impressionnabilité normale. L'homme qui ne peut être impressionné est un *monomane*. Il ne voit rien autre que son idée. Il s'attache stupidement à une série de vues et ne peut plus apprendre. Mais d'un autre côté on peut facilement devenir trop impressionnable. Les gens trop impressionnables enfourchent tous les nouveaux dadas, se jette éperdument dans toute religion nouvelle, se montent la tête à chaque nouvelle amitié. A chaque nouvelle expérience ils se disent : « Voilà ce que j'ai cherché toute ma vie. Tout le reste ne compte pas. » Cette impressionnabilité anormale, comme les autres formes d'instabilité, est particulièrement fréquente pendant l'adolescence. Mais elle présente un danger pour l'homme et la femme modernes à tout âge. Nous sommes enclins à nous laisser entraîner par les toquades populaires, par les influences, les suggestions, en oubliant ce que nos croyances, nos intérêts antérieurs avaient de bon. S'il en est ainsi, nous sommes à cet égard des instables mentaux.

La visiteuse se trouvera, au dispensaire, en présence de nombreux cas d'impressionnabilité physique anormale. C'est le cas des gens qui s'imaginent avoir toutes les maladies dont ils entendent parler. On trouve toujours parmi les étudiants de médecine et les infirmières stagiaires, quelques personnes convaincues qu'elles ont la maladie qu'on vient d'étudier à l'hôpital. La visiteuse, dont la mission est aussi d'enregistrer les faits dans les dispensaires, ne doit pas oublier cela. Il y a trois exemples d'impressionnabilité physique qui

se présentent avec une fréquence particulière :
la maladie de cœur, le cancer, la folie. Les
gens sont extraordinairement enclins à s'imaginer qu'ils ont une maladie de cœur. S'ils
constatent quelque symptôme vers cette partie de leur corps qu'ils croient être le siège
de leur cœur, s'ils entendent quelqu'un parler
des maladies de cœur, si surtout une personne
de leur entourage meurt de ce mal, ils commencent d'abord par croire qu'ils ont des
troubles au cœur, puis ils en ressentent réellement les symptômes : douleurs, vertiges, etc.,
qu'ils attribuent à une maladie de cœur. Souvent ils ne parlent pas de leur crainte dans
les dispensaires ; c'est pourquoi il est essentiel que la visiteuse, au cours de ses enquêtes,
mette ces craintes au jour. Quand les gens
ont peur d'une chose, ils sont particulièrement enclins à cacher leurs craintes, et par
suite à en souffrir.

La folie est, je crois, plus redoutée encore
que la maladie de cœur. Tous les docteurs
sont consultés par des gens convaincus, sur
la foi du fait le plus insignifiant, qu'ils sont

en train de devenir fous. Un malade déclare : « Ma raison doit se déranger, car après avoir lu une page je ne peux me rappeler ce que j'ai lu. » Ou encore : « Je perds la mémoire. Hier, j'ai rencontré une de mes vieilles connaissances et tout à coup je n'ai pu me rappeler son nom. » Ces deux effets de la fatigue, l'inattention et le manque de mémoire, font souvent croire aux gens qu'ils deviennent fous. Un troisième résultat de la fatigue, qui provoque souvent une appréhension du même genre, est la sensation d'irréalité.

Les gens fatigués nous disent : « Il me semble que je suis insensible. Les choses ne me semblent pas réelles. Quand je parle avec d'autres personnes, je me demande si je n'agis pas en rêve. Est-ce que je deviens fou ? »

Des articles intéressants ont été écrits sur ce symptôme par des psychologues français, sous le titre : *La sensation du Déjà Vu.* C'est une marque de la pénétration de la psychologie médicale française qu'elle ait été la première à décrire cette sensation du déjà vu.

Elle est inquiétante, mais n'est généralement qu'un résultat de la fatigue.

Le cancer, qui est, je crois, la maladie la plus redoutée, est celle qui justifie le moins cette crainte. Le consultant se présente au dispensaire avec les troubles stomacaux les plus insignifiants, troubles qu'aucun de nous ne prendraient en considération. Lorsque nous essayons de découvrir pourquoi ils se sont dérangés de si loin (comme c'est souvent le cas), et à grands frais, ils nous apprennent qu'ils ont entendu parler ou qu'ils ont lu récemment quelque chose au sujet du cancer, ou qu'ils se sont rappelés qu'il y avait un cas de cancer dans leur famille. On ne saurait trop répéter que le cancer n'est pas héréditaire. Les gens ont une tendance à croire qu'il l'est, mais c'est une des erreurs médicales populaires à la destruction de laquelle nous devons tous prendre part.

J'indiquerai une ou deux peurs physiques sans fondement. Les docteurs et les visiteuses devraient enseigner que la douleur au côté gauche, neuf fois sur dix, n'est pas une indication de trouble cardiaque, qu'une douleur dans « les reins », comme on dit, n'a rien à faire avec les maladies de reins. Les charlatans font tout ce qu'ils peuvent pour convaincre les gens du peuple, à l'aide de réclames de journaux, qu'une douleur dans le dos indique un trouble rénal. Il faut combattre ces influences pernicieuses.

CHAPITRE VI

L'enquête sur : *a*) Fatigue et repos.
b) Maladies industrielles.

Il n'y a pas de question physiologique, pas
de phase dans les relations entre l'âme et le
corps humain qu'il soit plus nécessaire de
comprendre, pour l'assistante médico-sociale,
que la fatigue. Elle entre, en effet, en ligne
de compte dans presque tous les cas qui se
présentent et de deux manières : du côté de
l'assistante, parce que l'efficacité des efforts
qu'elle fait pour venir en aide à quelqu'un dépend en grande partie de la mesure dans laquelle elle est reposée et de ce qu'elle sera à
même de donner ; et du côté du malade, de
ses difficultés physiques, économiques ou morales, parce que la fatigue est bien souvent à
la racine de tous les maux.

Il est à regretter qu'en dépit de son importance l'étude physiologique de la fatigue soit encore si peu développée. Nous avons, depuis le commencement de cette guerre, l'espérance d'être mieux informés qu'auparavant sur le sujet. En effet, un des atomes de bien qui ont été récoltés de l'énorme masse de maux que la guerre a produits a été l'étude féconde faite en Angleterre sur la fatigue.

I. — *La fatigue rapportée.*

Prenons la fatigue dans une de ses phases les plus simples, telle qu'elle se présente dans la vie de chacun. La première chose à reconnaître est qu'elle peut affecter n'importe lequel de nos organes ; notre estomac peut se fatiguer tout aussi bien que nos jambes. Quand un malade se plaint de douleurs, de vertiges, de nausées, nous nous demandons d'abord : « Quelle maladie a-t-il ? » C'est l'attitude correcte. Il faut trouver la maladie si elle est présente. Mais il y a des chances pour qu'elle ne le soit pas, et qu'il s'agisse simplement d'une fatigue de l'estomac, puisque cet organe est facilement affecté par la fatigue. Quand il y a eu tension dans un être tout entier, pour des raisons physiques, morales, et surtout émotionnelles, l'affaissement peut se produire n'importe où, et probablement au point faible, comme nous disons. Ce point faible diffère avec les gens. L'étude de la fatigue doit donc se faire individuellement. Nous ne pouvons rien faire d'important dans notre vie si nous ne savons pas comment et d'où provient notre fatigue. Il en est de même pour les gens que nous essayons d'assister.

La fatigue générale peut être sentie à un endroit quelconque du corps. On va souvent consulter un oculiste pour des troubles visuels qui n'ont rien à voir avec les yeux ; l'oculiste honnête leur dit qu'ils sont fatigués et que, pour une raison inconnue de lui, leur fatigue se manifeste dans leurs yeux.

Ceci est une fréquente cause d'erreur. Le malade trouve difficile d'admettre que le remède ne soit pas appliqué à l'endroit où il ressent la douleur. S'il souffre de l'estomac, il veut un remède pour son estomac. Il ne veut pas recevoir de conseils au sujet de ses habitudes, seule chose en fait qui puisse lui être de quelque utilité. S'il a une douleur dans le dos, il veut qu'on y mette un cataplasme ou des ventouses. Il est difficile de détruire cette habitude de l'esprit et il nous sera difficile de la détruire chez les autres si nous n'en sommes pas entièrement exempts nous-mêmes. Nous devons savoir clairement, en théorie et en fait, que la fatigue peut se manifester à un endroit ou à un autre, de manière à nous égarer. A mon point de vue, la moitié des douleurs qui se présentent à nous au dispensaire — et la douleur est évidemment la plus fréquente des doléances, — ne sont pas dues à une maladie organique du siège de la douleur. Il y a sans doute quelque trouble entièrement inconnu encore, à cet endroit, de même qu'il peut y en avoir dans les yeux lorsqu'ils nous font mal *après une ascension*. Mais la science médicale ignore tout cela. Ce que nous savons, c'est que la douleur existe, qu'il faut y faire quelque chose, et qu'on y réussira non par des soins locaux, mais par le repos complet.

La fatigue devrait donc être notre diagnostic le plus fréquent, et en guérir les gens, l'une de nos plus courantes tentatives. Depuis que nous avons ouvert notre dispensaire à Paris, des jeunes gens de l'Association chrétienne se sont présentés à nous, tous avec des rhumes, et demandant des sirops contre la toux. La plupart d'entre eux furent fortement déçus lorsqu'on leur dit d'aller chez eux et de se mettre au lit. Nous sommes obligés de leur dire qu'ils sont fatigués, simplement, mais excessivement fatigués, et que cette fatigue, en diminuant leur force de résistance contre les bactéries, avait amené de la bronchite ou de la broncho-pneumonie.

II. — *La fatigue cause de maladies microbiennes.*

Le second point qu'il faut donc établir est que la fatigue est la cause la plus commune des maladies infectieuses. On fausse quelque-

fois la perspective au sujet de la grande découverte de Pasteur qui établit la médecine
moderne sur des bases réelles. Nous oublions
quelquefois que la semence peut tomber dans
un terrain inculte. La semence, ce sont les
bactéries, et c'est en les découvrant que Pasteur a rendu un immense service à l'humanité. Mais Pasteur était si occupé qu'il n'a
pas eu le temps d'insister sur le fait qu'une
semence peut tomber sur un terrain fertile ou
stérile. Si le terrain est stérile, en d'autres
termes si les tissus sont sains, la semence ne
se développe pas, elle ne lève pas et ne se
reproduit pas. D'un autre côté, des tissus fatigués, et par conséquent viciés, sont sujets
à être infectés comme on l'a prouvé abondam-
ment par des expériences sur des animaux.
Ces tissus sont favorables au développement
des bactéries.

Ceci est vrai pour le corps en général. C'est
vrai aussi pour les parties locales. Dans une
blessure, par exemple, où il n'y a pas de rupture cutanée, où l'infection extérieure n'est
pas possible, la force de résistance est dimi-

nuée exactement comme elle le serait par la fatigue. Cette région locale s'enflammera, c'est-à-dire sera sujette à l'action des bactéries déjà présentes dans le corps, mais qui avaient été retenus à la frontière par notre force de résistance.

Notre « force de résistance », puisque nous n'avons pas de terme plus précis, et que nous ne savons pas si nous pouvons l'assimiler aux leucocytes ou à toute autre chose, peut se fatiguer. Quand cela arrive, nous attrapons un rhume, ou la diarrhée, ou cent autres choses qui ne semblent avoir aucun rapport avec la fatigue et qui pourtant en ont.

III. — *Fatigue accumulée ou dette physique.*

Si l'on monte beaucoup d'escaliers assez lentement, on peut arriver en haut sans être fatigué ; si on monte un peu plus vite, comme nous le faisons presque tous, on est fatigué quand on arrive en haut. Physiquement, la quantité d'énergie déployée doit être la même dans les deux cas. Il ne saurait y avoir une grande différence dans ce même acte accompli lentement ou rapidement. La différence réside dans lé fait que dans un cas, nous nous reposons à chaque marche, de même que la nuit est une période de repos entre deux journées. Quand nos activités sont équilibrées de façon à éviter les dettes, nous nous reposons à chaque pas. Vous et moi pourrions marcher en terrain plat à notre allure ordinaire pendant longtemps sans nous fatiguer, sans qu'il y ait accumulation de fatigue, souvent même avec délassement. Mais si nous nous pressons, nous sommes bien vite épuisés. Supposons que notre allure normale soit de trois milles et demi ; si nous essayons de la pousser jusqu'à quatre milles, nous n'aurons peut-être pas couvert un quart de mille sans être fatigués, et cela parce que nous n'avons pu empêcher l'accumulation de la fatigue en nous reposant à chaque pas. On a prétendu que dans les régates, le gagnant est celui qui se repose sur ses rames à chaque coup.

La personne que son travail quotidien ne

fatigue pas est celle qui prend du repos entre ses journées. Elle n'accumule pas sa fatigue. C'est cette accumulation qui en fin de compte amène l'affaissement général, la faillite complète. C'est le petit peu ajouté de jour en jour, de semaine en semaine, de mois en mois que l'on n'aperçoit pas à temps et qui amène la rupture finale.

Nous devrions considérer la fatigue comme une dette qui croît. Une des figures qui m'a servi le plus souvent pour enseigner à vivre à mes malades est celle des recettes et des dépenses. Je leur dis souvent ceci : « Physiquement, vous dépensez plus que vous ne gagnez, non pas un jour mais continuellement. Vous devez gagner plus que vous ne dépensez. Il faut avoir une balance à l'actif. »

IV. — *La fatigue différée.*

La même figure nous permet aussi d'exposer un autre fait qui concerne la fatigue, fait qu'il est important de reconnaître chez nous et chez nos malades sans quoi nous pourrions nous égarer. Je veux parler de la fatigue différée. Le jour où vos revenus commencent à être inférieurs à vos dépenses, il ne se produit rien de particulier. La banque ne proclame pas que vous n'avez plus de fonds en dépôt. Ce n'est généralement que quelques jours ou quelques semaines plus tard que vous commencez à récolter les ennuis que vous avez semés. Il en est de même pour la fatigue physique. Les malades nous disent : « J'ai dormi dix heures la nuit dernière. J'ai passé mon dimanche de la manière la plus édifiante. Pourquoi suis-je fatigué aujourd'hui ? » Nous pouvons souvent répondre avec raison : « C'est le résultat de ce que vous avez fait mardi dernier » ou à peu près. Nous connaissons bien ce fait à l'égard du sommeil. Ce n'est pas le jour qui suit une mauvaise nuit, mais plusieurs jours après que nous en ressentons les effets déprimants.

La fatigue différée est donc une chose que nous devons considérer avec attention nous-mêmes, et que nous devons imposer à l'attention de ceux que nous voulons secourir.

On pourrait dire sans doute que notre mission consiste en grande partie à appeler l'attention des gens sur une chose ou sur une autre. S'ils en avaient déjà une notion, si vague soit-elle, nos paroles seraient une leçon pour eux. Des questions telles que la fatigue rapportée, la fatigue différée, la fatigue accumulée sont assez connues, à la réflexion. Mais en temps ordinaire, nous n'y réfléchissons pas, et c'est pourquoi nous n'en évitons pas les mauvais effets.

V. — *Le repos comme reconstituant.*

Le rythme fatigue-repos, l'alternance de l'un à l'autre, voilà ce que j'ai essayé de définir à l'aide de l'image des recettes et des dépenses. On peut aussi exprimer la vérité du fait par une métaphore très voisine des faits tels que nous les connaissons, la métaphore de la construction et de la destruction. Pendant le jour, une combustion des tissus se poursuit. Une oxydation, c'est-à-dire une véritable combustion a lieu, aussi réelle que si nous voyions la flamme de nos propres yeux. Des tissus sont détruits, abattus, absorbées sous forme de chaleur, d'énergie, de vie. Cette destruction est bonne en soi si elle est suivie, comme cela doit être, d'une période de repos pendant laquelle la reconstruction s'opère. S'il existait un microscope assez puissant pour que nous puissions étudier ce qui se passe pendant le repos, nous constaterions une reconstruction d'une activité vraiment fiévreuse de la structure cellulaire détruite pendant le jour. Les gens nous demandent souvent : « Puis-je prendre de l'exercice ? » Nous répondons : « Oui, mais souvenez-vous que la contre-partie naturelle de l'exercice est le repos. L'exercice vous sera favorable si vous remplacez ce que l'exercice aura détruit par une quantité suffisante de tissus neufs ou par une puissance nouvelle prise dans le repos. »

VI. — *En haleine.*

La fatigue est une des choses les plus difficiles à mesurer que je connaisse. Prenez le cas de votre propre personne. Ce qui vous fatigue ne fatigue pas tel de vos amis ; ce qui vous fatigue un jour ne vous fatigue pas le lendemain. Les facteurs de variation de la fatigue sont tout à fait extraordinaires, lorsque nous essayons de la mesurer. Un certain nombre d'hommes qui marchent seront moins fatigués après un certain temps de marche parce qu'ils seront ce que nous appelons en haleine. Nous ne savons pas en quoi être en haleine consiste. Nous avons essayé d'en voir les rapports avec l'état du cœur, et nous en avons conclu qu'à un moment donné, celui-ci est à même de distribuer l'énorme afflux de sang qui s'y porte pendant l'exercice, de façon à ce qu'il n'y ait de surplus de sang ni à un endroit ni à un autre à quelque moment que ce soit. Mais, en vérité, nous ne savons rien à ce sujet. Nous ne savons pas ce que c'est qu'être en haleine ; la chose importante est de savoir que cet état existe.

De plus, comme le philosophe William James l'a fait remarquer dans un essai intitulé : *Les énergies humaines*, on peut être « mentalement en haleine ». Il arrive qu'un homme retrouve des forces nouvelles au moment même où il est à bout de forces. Très souvent, il ne peut disposer de toute sa force que lorsqu'il est acculé au désespoir. En lisant les épreuves spirituelles des saints et des héros, nous constatons souvent que c'est au moment même où ils paraissaient être sur le point de sombrer que ces nouvelles forces, cette haleine de second relai, ou même de troisième relai — car elle peut se manifester indéfiniment — leur sont venues. Le fait est déroutant. Si nous pouvions être comparés à un vase que l'on vide et que l'on remplit, nous saurions bien vite ce que c'est que la fatigue. Dans une certaine mesure, la comparaison se tient, mais c'est l'intervention de facteurs tels que cette haleine de second relai, et du reste, de bien d'autres sortes d'intrus mentaux ou émotionnels, tels que la musique, par exemple, qui est déroutante. Un orchestre militaire qui se met à la tête d'un groupe d'hommes en marche leur donne une force nouvelle dont ils semblaient totalement dépourvus. Il n'y a là aucune sentimentalité, c'est un fait évident qui a été mis à profit par les chefs militaires.

VII. — *Repos dû au changement d'occupation.*

Voilà encore un fait déroutant, celui d'après lequel bien des gens trouvent un repos en changeant d'occupation. Nous disons à une personne : « Vous avez travaillé ferme toute la journée, il faut cesser. Etendez-vous, couchez-vous. » Cette personne nous désobéit. Elle continue à être active, mais en changeant de tâche, et le lendemain, elle est fraîche et dispose. Nous devons convenir que nous avions tort. Nous constatons fréquemment nous-mêmes que nous pouvons être fourbus à certains égards, et parfaitement dispos à un autre, exactement comme il peut se pro-

duire que nous ne voulions plus de viande,
mais que nous voyions arriver le dessert avec
plaisir. Certaines personnes peuvent trouver
du repos en changeant d'occupations ; d'autres ne le peuvent pas. Il importe énormément
que nous découvrions ou que nous aidions
nos malades à découvrir à laquelle de ces
deux classes ils appartiennent. Appartenons-
nous à la classe de ceux qui ne trouvent de
repos que dans la cessation de tout travail,
l'abolition de toutes fonctions, ou à ceux qui
trouvent du repos dans le changement d'occupation. C'est une question de fait à laquelle
chaque individu doit répondre pour lui-même.

VIII. — *Le repos dans le succès.*

L'individualité de la fatigue, que j'ai essayé
de faire ressortir dans tout ce chapitre, est très
évidente ici. Nous trouvons du repos dans le
succès. Après avoir échoué, à notre idée, en
quelque chose, il y a quelque chose d'éton-
namment reposant à réussir dans une autre.
L'équipe de rameurs qui gagne la course n'est

presque jamais fatiguée ; celle qui perd est fourbue. Voilà pourquoi il est si rafraîchissant de rentrer chez soi, d'avoir un foyer que l'on retrouve, et quelqu'un à ce foyer, car chacun de nous trouve là une petite victoire personnelle. Nous avons construit une maison. Cette maison représente peut-être nos économies, si nous sommes ouvriers. Ce succès est mêlé de joie. Ce qui nous donne de la joie nous recrée parce que cela nous montre que nous pouvons réussir tandis que nous nous croyons des ratés ou du moins des retardataires. Nous travaillons généralement du matin au soir en vue de quelque « lointain événement divin vers lequel la création (nous l'espérons) avance », mais avance lentement. Dans la récréation, dans l'art, dans la beauté, dans le théâtre, la danse, la musique, nous trouvons quelque chose où nous pouvons réussir, et nous en sommes rafraîchis. Une des choses les plus exaspérantes pour ceux qui ont étudié la fatigue industrielle est de voir une jeune fille épuisée par son travail à l'usine, être absolument remise sur pied par la danse. Fatiguée de rester debout, elle se repose en dansant. Mais ceci est concevable si nous tenons compte des facteurs psychiques, facteurs que nous sommes enclins à négliger parce qu'ils ne sont pas visibles.

IX. — *Le repos dans l'oubli.*

On obtient aussi le repos par l'oubli. L'oubli devrait être produit pendant les heures de récréation. Quand les gens nous demandent : « Quelle forme d'exercice suivrai-je ? » il faut nous rappeler que la forme d'exercice la plus favorable est celle qui nous fait oublier. La marche, qui est la forme d'exercice la plus simple, est aussi la moins productive de bons résultats parce qu'en marchant on emporte généralement avec soi les pensées qui ont provoqué la fatigue. La promenade est sans aucune valeur ou presque dans ce cas. Pour d'autres, la marche diffère suffisamment de leur occupation habituelle pour rompre la continuité de pensée et produire l'oubli d'où naît le repos. Les gens riches qui aiment conduire une automobile sont généralement si captivés par cette distraction qu'ils peuvent oublier. C'est là une petite quantité de bien en regard des maux nombreux que l'automobile a produits.

Un des signes favorables en Amérique est que nos vieux gymnases sont dépourvus de leurs agrès, démantelés pour ainsi dire, afin de laisser place aux jeux. Prendre part à un jeu est une joie actuelle, première chose que nous demandons à la récréation, et en second lieu cela nous fait oublier. Des exercices réglés ne produisent ni l'un ni l'autre de ces résultats.

X. — *Le repos*
dans l'usage des facultés inemployées.

J'ai parlé du repos que l'on obtient par le changement d'occupation. Mais le changement devrait consister à libérer les facultés emprisonnées qui ne trouvent pas à s'exercer pendant le travail quotidien. Il se peut que les mariages soient inscrits au ciel, mais l'union d'un homme avec son travail n'est pas de ceux-là. Il arrive souvent qu'ils soient mal assortis l'un à l'autre. La race humaine tout entière est au-dessus de sa tâche. Notre système industriel est trop petit pour nous convenir : une grande partie de nos pouvoirs reste inemployée. Le but de nos heures de repos et de récréation, de nos soirées et des dimanches, doit donc être de rétablir la balance, en mettant en œuvre cette partie de nous qui demeure inactive le reste du temps. Le dimanche devrait être le jour de la famille parce que, dans le monde ouvrier, l'homme voit peu sa famille les jours de semaine ; il devrait être passé à la campagne parce que nous avons établi ce que nous appelons des villes, et que c'est dans les villes que nous vivons en semaine. Il devrait enfin être un jour d'adoration, parce que nous oublions notre religion dans le travail de la semaine. Ce que nous faisons le dimanche devrait nous reposer en remettant dans notre vie ce que la vie des jours de semaine en chasse.

XI. — *Détermination du degré de fatigue.*

Les expériences faites en Angleterre pour déterminer le degré de fatigue ne sont pas pratiquées encore en Amérique ni ailleurs, bien que nous espérons qu'elles le seront un jour. Ces expériences servent à résoudre le grand problème de la fatigue et des maladies industrielles. Dans quelques usines de munitions, en Angleterre, des groupes d'ouvriers d'âge et de sexe approximativement les mêmes en proportion, vivant dans des conditions à peu près semblables, et accomplissant le même travail ont été observés. Les heures de travail d'un certain groupe furent changées, tandis que celles du second groupe demeurèrent les mêmes. Pour éviter les erreurs, il fallait assurer le contrôle nécessaire à toute expérience scientifique et pouvoir comparer les changements amenés par l'expérience avec l'état de chose permanent. Quatre expériences furent tentées :

a) Dans une pièce, les heures de travail ne furent pas modifiées ; dans la seconde elles furent d'abord augmentées, puis diminuées. Des expériences intéressantes furent faites pour découvrir si un homme pouvait produire autant en huit heures qu'en dix, et il fut prouvé en effet que la production était aussi grande pendant les huit heures que pendant dix, probablement pour la raison qu'il était moins fatigué, moins ennuyé, moins forcé. Une nouvelle diminution des heures fut alors effectuée et il fut démontré qu'il produisait moins. Il y a donc une limite. Il ne produirait probablement pas autant en quatre heures qu'en huit.

On fit ensuite des expériences sur la continuité et la discontinuité du travail, pour découvrir si la production était égale ou supérieure en cinq heures consécutives ou en deux périodes de deux heures et demie avec un repos entre les deux. Le résultat fut nettement meilleur dans ce dernier cas.

La *production*, telle est donc le premier élément de jugement, très imparfait, mais assez utile, que nous pouvons utiliser dans notre étude de la fatigue.

b) On observa ensuite l'*apparence générale* des hommes, leurs sensations telles que le contremaître ou tout intéressé pouvait en juger, le degré d'inattention, d'expression, d'ennui, l'apparence de fatigue chez les ouvriers ou les ouvrières, en rapport avec les variations dans les heures de travail telles que je les ai indiquées.

c) On consigna ensuite les *cas de maladie,* d'absence, comme indiquant le degré de fatigue. Il fut prouvé définitivement qu'avec la diminution des heures de travail le nombre de maladies légères telles que les rhumes diminuaient, ce qui prouve bien le fait que j'avançais il y a un moment au sujet de la fatigue accumulée et de la diminution de résistance qu'elle amène.

d) Enfin, des *expériences physiologiques* furent exécutées pour connaître le degré de pouvoir visuel, la rapidité dans la réponse aux questions posées, etc., après une fatigue. Ces expériences démontrèrent que les sens d'un homme étaient moins aiguisés, la précision de ses réponses moindre, après un certain nombre d'heures de travail, d'où on peut conclure par conséquent que la fatigue peut être mesurée par cette épreuve.

Toutes ces expériences peuvent être appliquées à notre vie et à celle des personnes auxquelles nous nous intéressons. Il faut prendre en considération le nombre d'heures de travail, les arrêts possibles dans un labeur continu. Des gens qui peuvent très bien aller à condition de diviser leur journée de travail en petites étapes proportionnées à leur force, tomberont en route s'ils essaient de donner un travail ininterrompu. Il faut tenir compte aussi de l'influence de la fatigue sur la production des maladies infectieuses, de l'aspect général de la personne, et des menues faiblesses psychologiques telles que l'inaction, l'oubli des noms, l'engourdissement de l'esprit ou la sensation d'irréalité des choses.

Au dispensaire, lorsque nous essayons de mettre de côté les remèdes inutiles (étant bien admis qu'il y en a quelques-uns d'utiles) une des premières choses à mettre à leur place est l'étude de la fatigue et des méthodes à suivre pour donner du repos à nos malades. Nous ne saurions mener avec succès un dispensaire médico-social si nous ne remplaçons pas par quelque chose de bon chacune des choses que nous supprimons comme étant une tromperie, une charlatanerie.

C'est en partie pour cette raison que je me suis attardé si longuement sur ce sujet de la fatigue et du repos. C'est en partie aussi en raison de ses rapports avec la réceptivité et l'épuisement dus aux conditions de l'industrie moderne, sujet particulièrement propice aux recherches médico-sociales et aux efforts combinés de ces deux branches d'activité pour découvrir la manière d'y remédier.

Les maladies industrielles.

Cette expression, « maladies industrielles », est devenue très courante dans ces dix ou quinze dernières années. Elle désigne les maladies contractées le plus souvent par suite des conditions de vie auxquelles les employés des industries sont soumis.

Un fort sentiment d'indignation, bon dans une certaine mesure, mauvais dans une plus grande mesure, s'est élevé en Amérique, et ici aussi probablement, contre les patrons et contre le système industriel tout entier, lorsque l'existence des maladies industrielles fut constatée. Autrefois, les patrons s'intéressaient plus à la machine qu'à l'homme, ce qui était non seulement immoral mais sot. Beaucoup d'entre nous sont convaincus du reste que la sottise même de cette attitude empêchera qu'elle soit adoptée indéfiniment.

Mais à côté de ces controverses, il y a une distinction importante à établir dès le début.

a) Dans son sens le plus étroit, le plus précis, le terme « maladie industrielle » désigne l'effet produit par une certaine industrie, effet qui ne se serait pas produit si la personne considérée n'avait pas appartenu à cette industrie.

b) D'un autre côté il faut considérer la maladie affectée, modifiée d'une manière ou d'une autre par une industrie, mais dont l'origine était due à d'autres causes.

Il existe fort peu de maladies industrielles caractérisées et fréquentes. L'empoisonnement par le plomb est peut-être la seule. Les maladies dues à l'absorption d'autres poisons par respiration, déglutition, ou pénétration à travers la peau sont des dangers réels mais peu communs. Beaucoup plus fréquentes et difficiles à traiter sont les maladies où l'industrie n'est qu'un des facteurs dans une série compliquée de causes, et c'est la raison même pour laquelle celles-ci sont plus du domaine de l'assistance sociale. Prenons par exemple les conditions d'extrême froid ou d'extrême chaleur, d'humidité ou de sécheresse auquel un homme est fréquemment exposé ; ou plus encore la tension, la hâte provoquée par le système du travail à la pièce. Il n'y a pas de preuves, je crois, que ces conditions produisent une maladie caractérisée, mais il est amplement prouvé, à mon avis, qu'elles contribuent à détruire l'équilibre chez une personne qui se serait maintenue en bonne santé malgré ses ennuis extérieurs et à la rendre malade.

L'orateur politique sans scrupule se sert souvent de la phrase truquée : « Voyez la quantité de tuberculose due à l'avidité et à la cruauté des patrons ! » Il est évident que les conditions mauvaises de l'industrie sont un facteur dans la production de la tuberculose, mais il ne faut pas perdre de vue l'importance des autres facteurs.

Les huit ou dix heures qu'une personne passe à l'atelier où à l'usine constituent souvent un facteur infime dans son état maladif si on met en regard les quatorze ou seize heures qu'il passe en dehors de l'usine. Si nous voulons comprendre les maladies de la classe ouvrière, il faut donc mettre en ligne de compte ces heures hors de l'atelier aussi soigneusement que les heures à l'atelier. C'est justement là ce que nous ne faisons pas d'habitude. Nous trouvons un nombre donné de tuberculeux dans une industrie, et nous déclarons immédiatement : « Ces cas sont provoqués par les rigueurs de cette industrie. »

Il y a une phrase latine qui est le meilleur exemple de syllogisme erroné tel que les scolastiques l'ont défini : *Post hoc, ergo propter hoc*, à la suite de cela, donc à cause de cela. Un des devoirs du médecin et de l'assistante sociale consiste à combattre les erreurs, à enseigner aux gens à penser juste en ce qui concerne leurs maladies et leurs autres soucis.

Une de ces erreurs est justement celle que j'ai citée plus haut, et dont le parallèle est : « Vous êtes entré dans telle industrie, vous êtes tuberculeux, donc vous êtes tuberculeux *parce que* vous êtes entré dans cette industrie. » Ou encore: « Vous aviez telle maladie et vous avez pris tel remède. Vous vous êtes remis, *donc* le remède a guéri la maladie. » Il ne sera pas facile de déraciner cette erreur, mais nous devons nous y mettre tous et y arriver.

Dans la maladie industrielle, la rigueur d'une industrie est un facteur causal intimement mêlé à d'autres facteurs. Un de mes collègues, le D' Roger I. Lee, dont j'ai déjà cité l'ouvrage, fit une enquête à la clinique de l'Hôpital Général du Massachusetts. Il étudia le cas de cent jeunes ouvrières atteintes de tuberculose ou supposées atteintes et se trouvant dans la phase désignée à tort sous le nom de phase anté-tuberculeuse pendant laquelle le médecin ignore encore si la maladie existe ou non. Il fit cette étude, comme elle devrait toujours être faite, en coopération avec une assistante sociale. Il nota soigneusement ses observations au dispensaire, puis il se servit de l'assistante pour étudier la jeune fille à son foyer et en dehors de son foyer, afin que celle-ci pût suivre dans sa vie et dans sa personnalité les conditions complexes de la maladie. Sa conclusion finale fut qu'il était impossible de dire, en aucun cas, que l'industrie était la cause d'une seule des maladies qu'il avait constatées, mais qu'il ne saurait affirmer qu'elle ne l'était pas. Il constata qu'un certain nombre de ces jeunes filles, dans un désir très légitime de s'amuser, couraient les rues jusqu'au matin. Ce fait constituait évidemment un facteur dans la production d'un état réceptif. Il n'est pas question de blâmer ceux qui cherchent à s'amuser, mais les résultats atteints ne sauraient non plus servir à prouver le mal accompli par l'industrie, sauf dans un sens très large, si nous déclarons que celle-ci n'a pas fait entrer des heures d'amusement dans ses plans, ce qui me paraît une vue exagérée.

Les assistantes du Dr Lee constatèrent qu'un certain nombre de ces jeunes filles ne mangeaient pas régulièrement. Ce n'est pas que leurs habitudes fussent très mauvaises, mais elles n'avaient pas d'habitudes du tout. Elles mangaient bien quelquefois, d'autres fois pas du tout. On trouva aussi, comme on s'y serait attendu, que les facteurs psychiques, histoires amoureuses et autres ennuis, avaient souvent sur elles une influence plus délétère que les conditions de leur travail industriel, et leur mode de vie quant à leur repos et à leur nutrition.

Si on considère les maladies industrielles, il faut donc tenir compte de la complexité de la question, et de la nécessité qu'il y a à poursuivre son enquête au delà de l'usine et à étudier complètement les conditions de vie du sujet qui nous intéresse.

Dans une grande ville américaine de l'ouest où je me rendis récemment, l'industrie des pneus d'automobile emploie environ cinquante mille personnes. La cause la plus évidente de maladie dans cette ville était l'état de surpopulation, les conditions impossibles de logement, celles mêmes devant lesquelles nous sommes en présence en France dans nos rapports avec les réfugiés. De plus, la plupart des ouvriers étaient des étrangers ; très peu parlaient l'anglais; ils ne menaient pas la vie de famille normale, ils avaient rompu toute relation avec leur pays d'origine, leurs intérêts d'autrefois, toutes conditions funestes à l'hygiène aussi bien qu'à la morale. Des facteurs doivent être pris en considération lorsque nous voulons aider quelqu'un à se tirer d'affaire, à surmonter la fatigue, la tension ou la débilité que nous rencontrons fréquemment dans l'industrie.

Nous sommes anxieux, et justement anxieux de connaître et abolir des poisons comme le plomb, le phosphore, l'anhydride carbonique. Nous devons étudier ces poisons, et l'intérêt s'est concentré plus particulièrement sur eux depuis la guerre, à cause même des industries de guerre. Mais il y a des poisons moraux que nous ne remarquons ni ne mentionnons — la monotonie, par exemple. La monotonie n'est pas complètement haïssable et mauvaise. Nous voulons tous une certaine monotonie, un certain rythme dans notre journée, une répétition grâce auxquels nous nous familiarisons avec notre travail, qui se reproduit à peu près de même chaque jour. Il y a un certain repos à cela. Mais la proportion nécessaire à chacun n'est pas la même; la dose est limitée différemment suivant les individus. Certains en ont trop, ce qui est pour eux un véritable poison. L'effet de la monotonie sur l'esprit est une des choses les plus terribles que je connaisse. Je me suis souvent demandé, après une journée très monotone, si je me retrouverais jamais avec mes esprits.

Tout le monde peut en faire l'expérience, et nous devrions imaginer ce que peut être la vie des ouvriers manuels dont toutes les journées revêtent cette horrible monotonie. Au bout de la journée, on se sent agité, on ne se soucie pas de ce qui peut vous arriver, comme je l'ai constaté chez bien des gens. Le résultat est moins de les transformer en machines que d'en faire de vrais animaux sauvages.

Un autre poison moral est le sentiment de l'injustice; le sentiment qu'une personne, que Dieu n'a pas faite très différente de nous, a plus d'argent, plus de possibilité d'être heureuse que nous. Il est secondaire de savoir si cela est vrai ou non. Je ne crois pas, pour moi, que le riche soit plus heureux que le pauvre. Je crois que les maux produits par l'argent sont tout aussi grands que ceux que la pauvreté produit. Mais le sentiment de l'injustice est souvent aussi fort si le raisonnement sur lequel il est basé est faux, et le sentiment est un poison qui détruit la santé et gâte le bonheur.

Y pouvons-nous quelque chose? Oui, quelquefois. En repassant la vie d'un homme en détails, en lui racontant l'histoire d'un autre homme, en confessant ce qu'a été la nôtre, nous pouvons amener les gens à une vie différente de leur propre vie. Au sujet des douleurs dans le côté gauche, j'ai déclaré qu'une des choses les plus importantes à savoir était de distinguer entre la douleur, et ce que nous pensons de cette douleur. On ne peut souvent pas changer la douleur, mais l'interprétation que nous lui donnons peut l'être. Le malade souffre souvent mentalement surtout, mais lorsqu'il apprend que sa douleur n'est pas due à une maladie de cœur et qu'il vivra probablement cent ans, il ne souffre plus de cette manière particulière. De même, au sujet de ce sentiment de l'injustice, les causes de souffrance peuvent être immuables, mais si nous pouvons changer l'attitude de celui qui souffre, nous pouvons lui être d'un grand secours.

Plus grand encore que tous les maux énumérés jusqu'ici est celui contre lequel nous sommes sans force, c'est l'abaissement de la moralité sexuelle dans les milieux industriels où s'entassent des êtres des deux sexes et de tous âges. Comme dans le problème de l'habitation, c'est le côté moral, beaucoup plus que le côté physique de la surpopulation, qui doit le plus attirer notre attention.

CHAPITRE VII

La nature, le meilleur auxiliaire de l'assistance sociale dans la guérison.

La question de la fatigue, qui a fait l'objet de notre dernier chapitre, est d'une importance particulière dans l'assistance sociale, et cela pour deux raisons : premièrement, parce qu'elle concerne la mission même de la visiteuse et la manière dont elle remplit sa mission, et deuxièmement, parce qu'elle constitue dans une grande proportion les maux de tous les consultants.

Notre diagnostic final — si nous pouvons rendre un diagnostic vraiment final — serait certainement, dans cinquante pour cent des gens qui se présentent à une clinique, la fatigue sous une forme ou sous une autre, qui se manifeste dans l'organe le plus débile ou la fonction la plus faible, et présentent dans cet organe ou cette fonction les symptômes que nous constatons.

Je désire relier ce sujet de la fatigue à une des règles que tout dispensaire devrait adopter : celle qui consisterait à accepter une honnêteté stricte dans le diagnostic et dans le traitement. J'ai lutté et bataillé longtemps dans mon propre pays en faveur de cette règle qui est encore loin d'être suivie aussi bien en Amérique qu'en France. Nous ne pratiquons pas une médecine honnête sur une grande échelle, nous ne déclarons pas franchement au malade quel est son mal afin de lui permettre d'en prévenir le retour et de se passer du médecin. Les dispensaires de la Croix-Rouge Américaine ont tenté de suivre cette politique honnête à l'égard du diagnostic et du traitement. Mais dès le début, il nous fut déclaré par des gens sages et avisés que de tels procédés ne réussiraient pas ici, qu'il serait nuisible d'exposer soigneusement et honnêtement la nature de leur mal à des Français, ou de leur refuser des drogues

dans des cas où nous savons pertinemment
qu'elles ne seraient d'aucune utilité. Mais
nous avons constaté au contraire avec le plus
grand plaisir que cette prédiction était
fausse. La vérité nous a réussi. Et notre succès est tout ce qu'il y a de plus naturel,
parce que la race française est la race la plus
intelligente qu'il m'est jamais arrivé de cou-
doyer. Ils ont donc accepté ce côté de nos
méthodes avec plus de facilité même que les
Américains de chez nous.

Cette méthode se relie d'elle-même au traitement des états maladifs dus à la fatigue et
aux mesures préventives à prendre contre ces
états. Il est de mode, dans les réclames qui
encombrent les journaux, les tramways, les
wagons, en Amérique, de prétendre qu'un
certain remède, une certaine panacée « *vous
guérira malgré vous* ». C'est là exactement ce
que le malade désire. Il faut qu'il soit en par-
fait état, disons le 1er janvier par exemple.
Si nous examinons les causes de son mal
actuel, nous découvrons presque invariablement qu'il a enfreint d'une manière évidente

quelque règle d'hygiène. Il veut toutefois être guéri sans réformer ses mauvaises habitudes, qu'il s'agisse de sa nourriture, de ses boissons, de son sommeil, de son travail, de ses soucis. Il veut être guéri par l'intervention miraculeuse de quelque drogue. Ou bien alors il veut un tonique, et il se fâche si vous lui dites qu'il n'existe pas de toniques. Il n'y en a pas et il n'y en aura probablement jamais. Un tonique, c'est une boisson qui accomplit le travail de la nature, qui nous donne en un instant, artificiellement, ce que la nourriture, le sommeil, l'air et le repos nous donnent lentement et naturellement. Il n'existe rien de ce genre. Ce qui en approche le plus, ce que nous donnons quelquefois comme tonique à ceux qui le demandent, c'est un appétissant. Il y a des remèdes qui stimulent l'appétit tant soit peu. Mais c'est dans cette mesure seulement que nous pouvons donner un tonique. Ce n'est pas cela que les gens désirent qu'on leur dise. Ils veulent quelque chose qui supprime la sensation de fatigue qu'ils éprouvent. Il y a une chose malheureusement, ils ne la découvrent que trop tôt, qui supprimera en effet leur sensation, c'est l'alcool. Voilà pourquoi les gens en boivent. L'alcool, qui est un narcotique, atténue la sensation de fatigue, et permet aux gens de continuer à se surmener tandis que sans lui les mêmes personnes seraient contraintes à arrêter tout surmenage par la force même des choses.

C'est peut-être parce que la plupart des « toniques » contiennent de l'alcool qu'on n'a pas encore abandonné la croyance du tonique désiré, à celui qui abolit non seulement la conscience de la fatigue, mais la fatigue elle-même.

La promesse de « vous guérir malgré vous » est donc l'appât à l'aide duquel le charlatan nous attire, et son mensonge indique distinctement dans quelle direction nous, médecins de dispensaires et assistantes sociales, nous devrions nous engager. Nous devons nous efforcer de convaincre les gens que c'est la fatigue, le surmenage, les soucis et autres causes naturelles, qui les ont amenés où ils sont, et que la seule manière de les en faire sortir est d'écouter le bon sens et de faire ce qu'il nous dicte. Il n'y a pas de drogue, de tonique qui puisse remplacer la soumission au bon sens.

Nous recevons par exemple des gens qui ont des varices, et que leur métier oblige à rester debout longtemps. Ils viennent souvent avec l'idée de guérir *en dépit du fait qu'ils restent tout le temps debout et qu'ils invitent la loi de la pesanteur à produire une stagnation de sang dans leurs jambes*. Nous pouvons donner à ces gens deux sortes de conseils, tout à fait caractéristiques des deux voies possibles dans toutes ces questions.

1. Nous pouvons leur dire : « Oui, je comprends que vous ne pouvez pas vous arranger pour vous asseoir. C'est bien. Vos varices ne guériront pas. Du reste, elles ne sont pas très dangereuses ; si vous les négligez, les conséquences ne seront pas très grandes. Les cas de rupture de veines qui causent de sérieuses hémorragies ne sont pas nombreux. Les chances d'ulcères ne sont pas non plus *très* grandes. » Il faut forcer le malade à regar-

der le danger en face et à se rendre compte de ce qui arrivera s'il ne change pas ses habitudes : il est parfaitement possible que dans certains cas il puisse continuer à enfreindre les règles de l'hygiène et du bon sens, pourvu qu'il en sache le prix et le fasse en connaissance de cause.

Chacun de nous arrive à un moment dans sa vie où il décide de *risquer* sa santé pour la bonne cause. Je n'ai pas le culte de la santé. Il y a dans le monde des choses qui valent plus que la santé. Bien des hommes décident de sacrifier une année ou plusieurs semaines de leur vie pour accomplir une chose. Cela est tout à fait légitime, mais il faut agir en connaissance de cause, en temps de paix aussi bien qu'en temps de guerre.

2. Nous pouvons aussi, lorsque des gens viennent nous consulter pour des abcès, par exemple, ou des furoncles, et qu'ils demandent un remède, leur poser cette importante question : « Quand vous sont-ils venus ? Pourquoi vous sont-ils venus ? » Il y a des chances pour que la cause ne soit pas le défaut d'une

drogue, et on doit présumer, par conséquent,
que l'usage d'une drogue ne fera pas disparaître les abcès. Il faut trouver l'infraction
aux règles d'hygiène, que ce soit la constipation, comme cela arrive souvent, ou le surmenage, où le manque de sommeil qui, en
amenant une diminution de la force vitale,
facilite la multiplication des staphylococci,
germes qui séjournent dans les profondeurs
de la peau et qu'aucun lavage, aucune stérilisation ne sauraient chasser.

J'ai essayé d'indiquer l'importance que nous
devrions attribuer au terrain en même temps
que la semence. Les théories modernes sur
les causes de la maladie ont attiré l'attention
sur l'énorme importance de la semence, c'est-
à-dire des germes des bactéries. Mais dans
l'ensemble, s'il fallait dire quel est le facteur
unique le plus important dans la maladie, on
répondrait : « ce n'est pas la semence, mais
le terrain. »

Considérons par exemple le bacille de la
tuberculose. Je ne crois pas qu'il soit exagéré
de dire que neuf personnes sur dix ont eu de

la tuberculose, généralement sous une forme inoffensive parce que les terrains qu'offraient leurs tissus étaient pierreux et ont tué les bactéries.

Les chiffres obtenus par les expériences faites avec la réaction Von Pirquet montrent que dans une ville ou un bourg, 90 % des enfants de douze ans et au-dessous présentent des réactions indiquant la présence d'infection tuberculeuse. Ils ont des bacilles tuberculeux dans leur corps. Cela ne veut pas dire qu'ils ont la maladie, mais qu'une destruction de bactéries se poursuit en eux, dans les tissus qui résistent à l'infection.

Une des raisons pour lesquelles je m'étends sur les changements que la maladie opère dans le corps est que je veux convaincre l'assistance sociale, autant que je suis convaincu moi-même, de la nécessité de faire comprendre aux malades *l'action que la nature exerce en vue de leur guérison.*

Nous avons lu des descriptions de gens murés par leurs ennemis et abandonnés pour mourir dans leur cercueil de pierre. C'est exactement ce que fait la nature à un bacille. Elle le mure littéralement dans un mur de pierre. Lorsque, après la mort, le couteau du pathologiste pénètre dans un poumon, il se casse quelquefois sur un corps semblable à une pierre. Et c'est bien une pierre, un dépôt de sels calcaires dans les tissus, qui forme un nid de bacilles. Si l'on coupe cette pierre en deux, on trouve au milieu des bacilles souvent en vie et capables de se reproduire, mais inoffensifs pour le corps parce que la nature avait construit ce mur de calcaires autour d'eux. Je ne crois pas qu'on puisse pleinement réaliser la force de cette constatation si on ne l'a pas faite soi-même. Et pourtant ce mur de calcaires, ce n'est qu'une des nombreuses défenses plus intelligentes que celles que nous établissons consciemment, et que le corps ne s'arrête pas d'élever sans cesse contre la maladie.

Puisque la résistance à la maladie dépend surtout du terrain, des conditions de vitalité de nos tissus, il faut que nous agissions de notre côté aussi pour rendre ce terrain réfractaire aux germes de maladie. Voilà pourquoi notre hygiène personnelle, notre soumission aux lois individuelles de notre propre expérience qui nous indiquent comment nous nous maintenons en bonne santé, comment nous tombons malades, doivent être apprises et enseignées par chacun de nous dans la mesure où cela peut se faire au dispensaire et chez le malade.

La maladie est souvent produite par le manque de sommeil ; il est donc d'une importance capitale d'apprendre aux gens à dormir. Si l'on met à part les cas d'insomnie dus à des maladies organiques — car la plupart des gens qui souffrent d'insomnies n'ont pas de maladie organique — nous pouvons dire ceci : que l'insomnie provient de quelque chose de mauvais dans l'organisation de la journée du malade. Si le jour n'a pas seulement été exempt de grave infraction, mais aussi de toute atteinte contre l'hygiène, la nuit se passera à peu près bien. Si la journée a été occupée à un travail intensif sur lequel l'esprit s'est concentré entièrement, s'il n'y a eu aucune tension forcée de l'esprit due à des distractions ou des soucis qui créent de doubles courants, on peut, lorsque la nuit vient, fermer pour ainsi dire son esprit et s'endormir. D'un autre côté, l'esprit qui est partagé entre le travail et les soucis n'est jamais tout à fait ouvert pendant le jour et ne peut être complètement fermé la nuit.

Le médecin ou le malade peut détruire *l'insomnie* en découvrant le point faible de la vie des malades et la manière d'y remédier. Mais l'homme qui ne peut pas dormir prétend continuer à vivre aussi stupidement qu'auparavant, et guérir son insomnie « en dépit de lui-même ». Il tombe sous le sens que la manière la plus directe d'y arriver est de prendre une drogue qui supprimera l'insomnie pour un temps, pendant que la vie continuera son cours habituel. Bien des drogues peuvent procurer le sommeil, mais il n'y en a point qui soient inoffensives, point du tout. Les médecins reçoivent à peu près une fois par an des réclames de drogues qui prétendent ramener le sommeil sans conséquences funestes. Mais je ne croirai pas me montrer trop sceptique ou trop dogmatique si j'avance que ces drogues ne répondent et ne répondront jamais aux promesses de la réclame. Le sommeil est un état naturel, et ce qui nous met dans cet état de force ne saurait être dépourvu de conséquences funestes. La première chose à faire contre l'insomnie est donc de déclarer : « Plus de drogues. » La marche naturelle d'accumulation de la fatigue qui nous donne le sommeil ne saurait se poursuivre convenablement si nous sommes endormis artificiellement à l'aide d'une drogue.

C'est avec raison que dans certains cas très rares où l'insomnie a une cause spéciale, on donne des drogues. Il s'agit alors de quelque cause catastrophique qui ne se présentera pas une seconde fois. Cela illustre de nouveau le principe sur lequel j'ai essayé d'insister dans ce livre. Nous pouvons avec raison donner de l'argent pour une cause catastrophique qui a mis la personne hors de combat et qui ne se représentera pas. De même, nous pouvons combattre l'insomnie à l'aide d'une drogue si quelque fait spécial empêche le sommeil, comme par exemple si, après avoir eu une conversation très animée avec un ami, on sait que l'esprit continuera à aller toute la nuit. On peut alors prendre une drogue sans danger, sachant que le même genre de conversation ne se reproduira pas dans un avenir proche. Il est inutile dans ce cas-ci, de perdre sa nuit ; on prend une drogue. Mais ce n'est que dans des rares occasions catastrophiques qu'on peut être guéri « en dépit de soi-même », comme c'est le cas, lorsqu'il s'agit de donner ou d'accepter de l'argent.

Il en est de même à l'égard de *la constipation*. La première chose à faire comprendre clairement au malade est que les drogues doivent être mises de côté s'il veut nettoyer à nouveau ses intestins. Mais cela ne se fait pas tout seul, et c'est pour éviter des ennuis, pour être « guéris en dépit d'eux-mêmes » qu'ils viennent demander des drogues à un médecin. Celui-ci, hélas, est souvent assez faible pour leur accorder ce qu'ils demandent.

J'ai essayé de faire de cette horreur des

drogues une des règles que tout médecin
honnête doit suivre. Il me semble en effet que
lorsque le médecin se laisse aller à agir
comme un nombre considérable de médecins
agissent, qu'ils accordent aux gens ce qu'ils
demandent, il perd son idéal, donne des
remèdes qu'il sait pertinemment ne pas avoir
le droit de donner. Il descend donc sur une
pente dangereuse. Les assistantes sociales
doivent aider le médecin à prevenir un tel
désastre. Elles peuvent le faire en secondant
dans ses efforts pour enseigner la vérité aux
malades.

Je veux donner quelques exemples de plus
pour montrer comment la nature se défend
contre la maladie. Car ce que nous appelons
maladie, et que nous ressentons comme telle,
n'est en grande partie que notre défense
contre l'ennemi, non l'attaque de celui-ci.
Prenons par exemple le cas de l'inflammation. Quand il y a des germes sous la peau,
il se produit une rougeur, une enflure, une
élévation de température, une douleur, tous
symptômes de l'inflammation. Quelle en est

la signification ? Ce sont des défenses similaires à celles qui furent pratiquées autour
de Paris en 1914, lorsque les Allemands
s'avançaient, ou à toute autre défense élevée
en vue de repousser une attaque. Le doigt
enflammé devient *rouge* parce qu'une quantité abondante de sang y afflue. Les globules
du sang, les globules blancs surtout, sont les
soldats qui arrivent pour la défense. Le doigt
devient rouge par la même raison que les
lignes de chemin de fer sont encombrées au
moment d'une attaque : l'affluence des soldats transportés vers un lieu pour la défense.
Le doigt *enfle* parce qu'une quantité de cel-
lules et de fluides se précipitent à l'attaque
de l'ennemi ; c'est leur sortie des vaisseaux
sanguins qui produit l'enflure. Il y a élévation de température dans le doigt par suite de
la grande quantité de sang. Il y a douleur,
parce que les fines extrémités des nerfs à cet
endroit sont comprimées par suite de l'accumulation anormale de défenseurs. Quand un
régiment est cantonné un beau jour dans une
petite ville, la situation est pénible. Il y a une

douleur produite par l'arrivée de la défense, que ce soit dans une ville ou dans un doigt.

Tous ces symptômes que nous sommes enclins à détester et à considérer comme des malaises, sont en réalité notre salut. Supposons qu'ils ne se produisent point. En suivant notre comparaison, sans ses défenses locales, l'ennemi envahirait l'organisme tout entier et produirait un empoisonnement du sang. Cette fièvre localisée, cette rougeur, cette enflure, cette douleur se manifestent sur le point où les bactéries ont lancé leur attaque et c'est pourquoi ils n'envahissent pas le corps tout entier, produisant la septicémie, qui est une maladie des plus dangereuses.

Tout en souffrant ce que nous devons souffrir, il convient donc d'être content de l'action de la nature, car si elle négligeait sa tâche, les conséquences en seraient très sérieuses pour nous.

Mais nous pourrions poser la question : « Si ceci est vrai, à quel moment la médecine et la chirurgie entrent-elles en jeu ? Pourquoi intervenons-nous, si la nature est si sage ? »

Nous intervenons parce que la nature va trop
loin quelquefois. Elle est très sage, mais elle
est aussi un peu aveugle. Je pourrais faire
ressortir cela à l'aide d'un autre exemple. Un
homme se foule le genou, son genou se rai-
dit. Cette action est bonne en elle-même, elle
constitue une réaction défensive. La raideur
agit à la façon d'une éclisse. Le genou devrait
être immobilisé ; tout va donc bien jusque-là.
Mais la nature va trop loin. Il est bon que
le genou soit immobilisé, mais combien de
temps ? Disons trois ou quatre jours suivant
le degré de la foulure. Il faut ensuite combattre la nature qui prolonge trop la rigidité du
genou. Il faut la combattre en faisant mou-
voir le genou, par la marche ou le massage,
quoique le massage ne soit pas aussi effectif
que la marche. Si nous respectons aveuglé-
ment la nature dans son action sur le genou,
aux dépens de ses autres fonctions, de la marche par exemple, l'état du genou empirera. Un
des grands perfectionnements dans le traitement moderne des foulures consiste justement
à laisser marcher le blessé immédiatement,

même avec sa cheville foulée, au lieu de l'aliter avec une gouttière de plâtre, et c'est ainsi que les tendances de la nature à guérir par le raidissement ne peuvent pas s'exercer trop avant.

Un autre exemple de l'exagération de l'action naturelle est celui de la formation des cicatrices. Si la cicatrice ne se formait pas pour fermer la plaie, celle-ci resterait ouverte. La cicatrice est donc préférable. Mais le tissu de la cicatrice est toujours inférieur aux tissus primitifs. La défectuosité la plus fréquente est la contraction, qui produit souvent une déformation fâcheuse si la cicatrice est sur la main ou sur le cou. Il faut alors combattre la nature, il faut intervenir contre la nature au moyen de la chirurgie, afin de remettre la personne en bon état.

Dans les maladies suppurantes telle que l'appendicite, il est souvent difficile de décider des cas où la nature agit mieux que nous et de ceux où nous agirions mieux qu'elle. L'appendice est un tube de la grosseur du petit doigt qui s'implante sur la partie inférieure

du gros intestin. S'il est enflammé, la nature
sans tarder se met à construire les défenses
que j'ai décrites pour le poumon, en suivant
un procédé d'emmurement destinés à rendre
les bactéries inoffensives. Il y a danger à
les voir se répandre dans les régions voisines
de l'appendice et produire une maladie fort
dangereuse, la péritonite générale. C'est pourquoi la nature produit une adhérence de
l'appendice au gros intestin et à tout ce qui
l'avoisine. Les germes deviennent ainsi généralement inoffensifs. La plupart d'entre nous,
médecins, nous croyons aujourd'hui que dans
la grande majorité des cas l'appendicite se
guérit d'elle-même, et que dans un plus grand
nombre de cas mêmes, elle se guérirait d'elle-
même si on lui en donnait l'occasion. Il y a
pourtant des cas où le travail de la nature est
défectueux et le malade mourrait si le chirurgien n'intervenait. C'est pourquoi le jugement
médical et chirurgical, l'étude individuelle
spéciale et détaillée du malade à toute heure,
constituent toute la différence entre un bon
et mauvais traitement. Le chirurgien qui opère

toutes les appendicites ou qui déclare qu'il n'en opérera jamais aucune est tout aussi dans son tort que la personne qui distribue de l'argent dans tous les cas difficiles ou celle qui n'en donne jamais. Mais la plupart des chirurgiens montrent plus de sagesse.

J'espère que tous les exemples précédents montreront clairement que la nature guérit d'elle-même généralement. Quand elle ne le fait pas, c'est que la maladie est incurable la plupart du temps. Mais ici encore, il y a une faible action à exercer pour le docteur. Notre fonction de médecin ou d'infirmière consiste à nous maintenir entre deux extrêmes. Dans le cas d'une maladie ou de toute autre infortune, il y a deux extrêmes et un moyen terme : a) Ceux qui se tirent d'affaires sans aide extérieure, qui surmontent les difficultés, qui se ramassent sur eux-mêmes pour affronter leurs douleurs, qui se tirent de leurs embarras financiers et prennent le dessus de leurs maladies ; b) Il y a ensuite les gens qui meurent en dépit de tout ce que nous ferons pour eux. Il y a des cas de pneumonie par exemple qui semblent condamnés dès le début. Il en est de même dans le cas de bien d'autres maladies ou infortunes. Dans notre assistance sociale, nous devons regarder bien en face le fait que bien souvent nous ne pouvons secourir d'aucune façon les gens dans leurs agonies et leurs tortures mentales, ni les secourir dans leurs embarras financiers tant que durera leur vie.

c) Mais il y a une troisième classe, intermédiaire entre ces deux extrêmes, c'est le groupe de ceux pour lesquels la chute ou le relèvement dépendent de notre intervention. Le rétablissement du malade, la victoire qu'il gagne sur ses infortunes, et notre propre bonheur dépendent du plus ou moins de succès que nous aurons à découvrir ce troisième groupe. C'est là un point de vue qui prête non seulement à la compréhension individuelle de la situation, mais à un succès réel et pratique.

Prenons le cas des mutilés. On peut les diviser en trois classes : premièrement les hommes qui retourneront à leurs anciennes occupations et reprendront leur travail sans y être aidés. Ceux-ci sont probablement la majorité. Il y a ensuite les hommes qu'aucune tentative possible ne réussira de remettre en état de travailler utilement. Il y a enfin une classe intermédiaire peu nombreuse, qui, avec notre aide, avec l'appui d'un bras secourable et un peu plus d'éducation, se remettra au travail et qui sans cela n'aurait pu humainement réussir.

Il en est de même avec la maladie. La plupart du temps, elle guérit sans aide extérieure et c'est cette vérité que nous devons enseigner le plus souvent, au plus grand nombre de gens, à tous propos et hors de propos. En Amérique et en France, peu de gens ont l'occasion d'observer cette vérité parce que, lorsqu'on est malade, quelqu'un arrive immédiatement pour nous donner des remèdes. Et à moins qu'on ait vu des gens guérir sans remèdes, on continue à croire que c'est le dernier remède pris qui a opéré la guérison, dans tous les cas où il y a eu guérison.

D'un autre côté, la majorité des maladies qui ne guérissent pas sans drogue sont celles qui ne guériront jamais. J'ai déjà indiqué les chiffres approximatifs qui montrent la proportion des cas guéris par des drogues. Celles-ci guérissent six à huit maladies sur environ cent cinquante que la science a classifiées. Celui qui néglige l'emploi des drogues pour ces six à huit maladies est coupable d'une négligence criminelle ; elles doivent être administrées aux malades. J'ai pleinement confiance en elles dans les quelques cas particuliers où elles sont effectives. Mais je désapprouve l'habitude de décevoir les gens en leur faisant croire que nous avons des remèdes à toutes leurs maladies quand nous n'en n'avons pas, ou du moins pas encore.

Je crois à l'avenir des remèdes. Je ne suis pas sans espoir que l'on découvrira des remèdes pour cent quarante-deux maladies sur les cent cinquante que nous ne pouvons guérir aujourd'hui. Mais si nous faisons l'erreur de supposer que nous connaissons déjà ces remèdes, nous ne ferons pas tous les efforts possibles pour les découvrir. Ce n'est que lorsque nous serons convaincus de l'impuissance de

la médecine que nous travaillerons sérieusement pour diminuer cette impuissance. A
l'heure actuelle, la meilleure chose à faire est
d'expliquer aux malades ce qui concerne leur
mal, de leur dire ce qui peut se produire, de
leur inculquer quelques principes d'hygiène,
et surtout de leur faire sentir que nous ne
sommes pas indifférents et que nous souffrons
avec eux. C'est là l'essence de la mission du
médecin et de celle de l'assistance sociale, à
la fois au dispensaire et au foyer des malades.

DEUXIÈME PARTIE

TRAITEMENT SOCIAL

CHAPITRE VIII

a) **L'esprit d'ordre et le traitement social**

Les principes que la visiteuse doit suivre dans son œuvre de coopération avec les médecins et les autres assistantes sociales s'incorporent également dans la consignation des faits destinés à éviter les erreurs du point de vue « catastrophique ». Ces principes apparaissent dans toute leur importance lorsque nous nous rendons compte de la généralité de cette loi d'enchaînement. Elle est l'essence de la science ; elle est l'essence de choses plus vastes encore, car elle est l'essence de l'ordre même.

Il y a un vieux dicton qui déclare que « l'ordre est la première loi du ciel ». Ce principe est en effet d'une universalité imposante. L'universalité de cette loi d'enchaînement, la manière dont elle s'applique à toutes sortes de situations médicales et sociales est démontrée par la fréquence même de phrases telles que : « Considérant telle ou telle chose, qu'arriverait-il ? » Cette phrase peut paraître prosaïque ou triviale, mais j'espère à l'aide de quelques exemples, les uns insignifiants, les autres importants, montrer qu'elle est vraiment utile.

1. Un chien terrier est en arrêt devant un trou de rat. Considérant ce fait, que va-t-il arriver ? Question de toute importance pour le chien et pour le rat.

2. Un cordonnier travaille à un soulier. Considérant ce qu'il a fait à ce soulier, qu'arrivera-t-il ensuite, que fera-t-il ? La valeur du soulier, la valeur du temps du cordonnier dépendant de la vision exacte, de l'action conséquente qui en découlera et qui est nécessitée par l'état du soulier qu'il a en mains.

3. Lorsque nous parcourons un menu au restaurant, nous nous disons : Etant donné ce que j'ai mangé, que vais-je prendre maintenant ? Il y a donc une méthode, un ordre, dans notre folie.

4. Il se peut que nous ayons connu au cours de notre vie des gens qui pensent avant de répondre à la question que nous leur avons posée. Ceux-là se demandent généralement : Considérant cette question et considérant la vérité, que doit être ma réponse, quelles paroles doivent sortir de mes lèvres ?

5. Toute la science de la logique consiste à voir juste : Considérant certaines prémisses, que vient-il ensuite ? Qu'est-ce qui suit et doit suivre, si nous sommes logiques ?

6. Après avoir passé une certaine phase dans sa profession, chacun se demande : Etant donné mes succès et mes déboires jusqu'à maintenant, que dois-je faire ? La même chose peut être dite et bien des gens se la sont dite certainement, à l'égard de leurs amitiés. Étant donné ma présente affection pour telle personne ou mon antipathie pour

telle autre, que vais-je faire ? Nous sommes venus en France, nous avons fait un certain nombre de choses, tout cela étant considéré, qu'arrivera-t-il ensuite ?

7. J'ai essayé d'appliquer ce principe à nos documents médicaux et sociaux. Nos documents doivent être tenus en ordre. Il doit y avoir une chose qui de droit est en première place, et une chose, qui, en vue de la première, vient ensuite.

8. Quand le musicien compose ou joue, il est guidé dans son interprétation ou sa composition de l'idée musicale par la conscience de l'ensemble du morceau, de ce qui est fait et de qui reste à faire. « Etant donné l'ensemble, quelle note doit venir maintenant ? » se demande-t-il.

9. Lorsqu'un homme prie, il se dit à lui-même. Étant donné mes péchés, étant donné Dieu, qu'arrive-t-il ?

Il arrive donc bien que les choses les plus triviales qui traversent l'esprit humain comme les plus élevées, suivent cette formule, si elles vont droit au but, que l'ordre est absolument nécessaire à un esprit humain logique. Le point de vue « catastrophique » est un élément de désordre ; il implique la croyance en des événements qui « résultent d'accidents », qui tombent sur nous sans rime ni raison, qui étaient imprévoyables, et se sont produits sans cause apparente.

Le principe d'ordre est également uni étroitement au principe d'indépendance ou d'intégrité, que nous voulons atteindre lorsque nous donnons. Nous désirons que l'individu soit physiquement indépendant, qu'il ne soit pas l'esclave d'une drogue, qu'il ne puisse se passer d'un stimulant ; nous ne voulons pas qu'il soit dépendant comme l'est un malade, qu'il soit soumis aux soins d'une infirmière, aux soucis d'une diète spéciale, de repos prolongés. Sur le terrain économique, nous évitons de mettre une personne dans une position telle qu'elle aura besoin d'une béquille, d'un support, d'une pension, toutes choses qui atrophient ses forces au lieu de les développer. Nous désirons tout au moins ne pas les affaiblir. Nous voulons donner, mais en même temps édifier ; donner de manière à mettre les gens à même de conquérir leur indépendance.

Mais le mot « indépendance » n'est pas tout à fait juste. Il n'y a pas d'être humain vraiment indépendant, dans un monde ordonné où tout se tient. Ce mot peu satisfaisant signifie seulement que nous ne voulons dépendre que des puissances centrales de l'univers, puissances ordonnées et permanentes, dans lesquelles nous pouvons avoir confiance. Indépendance physique ne veut pas dire possibilité de se passer de nourriture et de repos ; on arrive bientôt au bout du rouleau si on essaie d'acquérir une telle indépendance.

Dépendance signifie rattachement. Nous devons tous être rattachés, mais nous voulons être rattachés à quelque chose qui ne nous lâchera pas, la nourriture, l'air, la chaleur, l'exercice, le repos, tout ce que la société offre ou devrait offrir.

Sur le terrain économique, par conséquent, l'homme est indépendant ou le sera un jour.

Mais nous voulons que ses pouvoirs soient enchaînés en un système ordonné qui ne dépende pas de la protection douanière, ni du caprice de celui qui paie un salaire, ou une allocation. Nous voulons que les gens soient indépendants, c'est-à-dire qu'ils gagnent leur vie par leurs rapports avec le système du monde pris dans son ensemble le plus vaste et le plus profond. Mais alors, nous ne sommes pas indépendants, on le conçoit. Une planète peut arriver sur nous et nous détruire en dépit du fait que nous ne dépendons ni d'une organisation charitable, ni d'une protection douanière.

Ceci est évidemment vrai en ce qui concerne les relations morales et personnelles des individus. Nous ne sommes jamais indépendants de la société, nous ne pouvons jamais nous passer d'elle. La seule question qui se pose est celle-ci : De quoi dépendons-nous ? Dépendons-nous d'une personne, d'un genre particulier de plaisir ou de stimulation? Ou bien notre nourriture nous vient-elle d'un nombre infini de personnes et de lieux, ce

qui dans l'ordre naturel des choses doit se
trouver à notre portée ? Ou en l'absence de
personnes finies, ne pouvons-nous trouver
notre nourriture en Dieu ? Telle est la question fondamentale à l'égard de l'indépendance
personnelle. La réponse établit la mesure
dans laquelle notre histoire particulière est
une suite de faits ordonnés et non catastrophiques.

b) **La présence d'esprit et le traitement social.**

Toutes les études diagnostiques du médecin et de la visiteuse ont pour but de découvrir tant au point de vue physique qu'au point
de vue économique, mental et moral, les faits
réels qui serviront de base au traitement
médico-social.

J'ai souvent comparé la situation malheureuse de l'individu à un anneau central auquel aboutirait toute une série de chaînons.
Nous remontons ces chaînes, qui divergent

dans des directions diverses, et qui nous amènent aux causes morales et mentales, aux faits économiques et physiques qui expliquent la situation présente. J'ai pleine et entière confiance en cette méthode, mais je crois aussi qu'elle peut tout gâcher si elle est appliquée brutalement. La critique que l'on fait le plus souvent à notre œuvre sociale, et avec le plus de justice, est que nous ne sommes pas suffisamment humains, que nous ne sommes pas assez larges, que nous n'avons pas d'intuition, que nous suivons mécaniquement une routine qui gâche tout.

Je sais que tout cela est exact. Nous échouons souvent dans nos projets parce que nous voulons poursuivre deux idéals fortement opposés. Je n'ai encore indiqué que l'un de ces idéals. Le procédé qui consiste à remonter par les chaînons aux causes physiques, économiques, etc., est un procédé que nous pourrions appeler la recherche de « l'arrière-plan » (le premier plan étant le fait qui se présente directement à nous). Cet arrière-plan est indispensable ; sans lui, la perspective est faussée. C'est le défaut le plus commun des médecins de ne voir rien autre que la maladie présente, détachée de son arrière-plan économique, mental et moral. Le diagnostic ne saurait, dans ces conditions, être fondamental; non plus que le traitement. Au dispensaire nous devons nous efforcer de reconstituer la vérité. Oui, c'est la science. Mais, bien plus, nous devons trouver de la joie dans ce travail, nous devons considérer le premier plan. C'est l'art.

Nous pensons couramment que les philanthropes de profession ne prennent aucune joie à leur travail routinier (rémunéré du reste), et accompli sans intuition, sans aucune attente de ces précieux moments de joie. Notre méthode, de même, en remontant des souffrances présentes de l'individu, de sa pauvreté, de ses chagrins, aux causes de ces faits et à leurs rapports, tend à projeter notre regard au delà des faits présents. Tout le monde sait combien il est difficile de prendre réellement contact avec une personne qui, tout en parlant, regarde par-dessus votre tête.

Il ne faut pas tenir son regard attaché si longtemps et si fixement à l'arrière-plan physique, économique ou mental, de telle sorte que le fait présent disparaisse de notre champ visuel. Il y aurait alors préoccupation.

Je me suis souvent reproché et j'ai reproché à mes adjoints de travailler avec un air préoccupé. Cela arrive parce que nous sommes trop pleins de nos projets merveilleux, de nos idées secourables, des faits que nous allons découvrir, des détails fastidieux que nous n'avons pas achevé de recueillir. Mais nous n'accomplirons aucun bien durable si nous ne le faisons pas avec plaisir. Il se peut qu'il existe des professions où l'on puisse faire œuvre utile sans prendre plaisir à l'accomplissement de cette œuvre. Mais notre œuvre sociale n'est pas de celles-là.

Dans cette œuvre, nous avons, comme Stevenson, le devoir d'être heureux.

> S'il m'est arrivé quelquefois
> De méconnaître le devoir sacré du bonheur,

dit-il. Que devons-nous faire? Nous éveiller.
Il dit encore :

> Seigneur, transpercez mon esprit
> Afin que je m'éveille!

Nos yeux ne sont pas ouverts. Nous som-
nolons, rêvant à nos projets, à nos soucis,
à nos visions. Voilà pourquoi nous parais-
sons préoccupés. Nous regardons au delà de
l'homme qui est devant nous, et ainsi nous
ne voyons pas la beauté d'un visage, d'un
mot, d'un caractère que la souffrance a éle-
vés et trempés. Autant je réprouve le défaut
qui consiste à ne pas voir assez loin, autant
je réprouve le défaut contraire, qui consiste
à regarder trop loin et à négliger les valeurs
du premier plan.

Nous devrions avoir le sentiment net, après
chacune de nos visites, que nous avons accompli quelque chose. Une de ces choses,
que nous devons essayer d'accomplir par tous
nos efforts, est justement d'apporter de la
joie et d'en ressentir nous-mêmes. Nous ne

sommes bons à rien si nous ne réussissons pas sur ce point. Les plus petits détails de nos relations avec nos malades, le ton de notre voix, le sourire, la plaisanterie, l'amabilité devraient nous paraître aussi importants que ceux de nos projets ayant une portée des plus lointaines, nos tentatives les plus révélatrices. Avec quelle émotion intense et poignante Jésus nous a enseigné ceci : « Le bien que vous ferez au plus petit d'entre mes frères, c'est à moi que vous le ferez ». Il me semble que Jésus veut parler ici non seulement des êtres humains, mais des jours, des heures mêmes. Les plus petites occasions de bien qui se présentent à nous sont infiniment précieuses, et si nous ne les considérons pas ainsi, nous manquons gravement à notre mission.

J'ai connu un petit nombre d'assistantes sociales dont chaque action, chaque moment, si minimes soient-ils, étaient une petite œuvre d'art en soi. Il s'agit ici de l'art dans sa plus haute acceptation. Cela a été un de mes plus grands plaisirs de constater le talent que les Français ont pour mettre de la joie et de la beauté dans les petites choses. J'ai demandé récemment à quelques Américains réunis quelle était la chose qu'ils avaient trouvée la plus digne d'admiration jusqu'à présent dans leurs rapports avec les Français. Chacun de ceux qui étaient présents avait trouvé dans son hôtel ou sa pension une femme de chambre, un garçon, ou tout autre domestique qui, travaillant de cinq heures du matin jusqu'à une heure tardive le soir, trouvait moyen de faire son travail avec joie ou du moins de le paraître. Le premier soir de mon arrivée à Paris, j'allai dîner au restaurant avec un ami. Il était à peu près huit heures et demie. Il n'y avait qu'une bonne, qui avait à peine fini de servir un grand nombre de clients. Elle était probablement au bout de sa journée que notre arrivée prolongea. Pensez-vous qu'elle se renfrogna à notre vue? Pas du tout. Et je n'oublierai jamais son expression, ni le ton de sa voix, lorsqu'elle dit. « Maintenant je vais avoir le plaisir de servir Monsieur ».

C'est cet esprit artistique, ce sens de la beauté, qui nous fait défaut. Il n'est pas opposé à l'esprit scientifique dont j'ai parlé à plusieurs reprises dans ce livre, mais il en diffère profondément. Jusqu'aujourd'hui la laideur est restée attachée à tout travail social. Les travailleurs n'ont pas essayé de mettre le sens esthétique au premier plan de leur œuvre. La beauté et la joie ont une tendance à déserter le travail social. Cela ne doit pas être.

Je me rappelle le cas d'une assistante de Boston, pleine d'aspiration et d'enthousiasme, qui après avoir travaillé longtemps pour une famille malheureuse, trouva un jour ceux-ci fort découragés. Tout d'un coup elle eut une idée. « Ce dont cette femme a besoin, se dit-elle, est une robe bleue. Elle adore cette couleur, et elle n'a pas eu de robe neuve depuis longtemps ». La robe bleue fut donnée, et ce fut le point de départ chez cette famille d'un mouvement en avant, d'un changement vers le mieux, d'un relèvement général, que nous avions longtemps attendu. Si petit et sentimental que semble ce genre d'effort, il ne saurait être négligé. Je me rappelle une autre famille sur laquelle les fleurs eurent une action très bienfaisante. Une autre encore, pour laquelle un canari fut l'élément essentiel de reconstitution, et l'arme de combat contre le découragement.

La minute présente a certainement quelque chose de divin. Elle ne reviendra plus. Nous sommes enclins à penser que nous accomplirons quelque chose de grand, l'année suivante. C'est alors (nous disons nous), que nous concentrerons toutes les forces de notre âme pour accomplir une œuvre digne de nous. Mais nous ne saurions nous répéter assez souvent à nous-même, dans notre œuvre sociale, que le moment présent est celui où il faut agir, que l'occasion présente est d'une valeur inappréciable.

Après avoir exposé les nombreux faits de second plan qu'il nous est nécessaire de rechercher lorsqu'un de nos semblables a recours à nous, il convient de corriger cette insistance par un hommage rendu à l'état d'esprit contraire, à celui qui ne perd pas de vue les faits de premier plan.

Nous voulons de la « présence d'esprit », phrase courante et ressassée, mais qui peut nous devenir précieuse après analyse. Ce dont je me plains lorsque je condamne l'air préoccupé et solennel de l'assistant social, c'est que son esprit est ailleurs ; il est concentré sur ses propres ennuis, au lieu de l'être sur ses semblables. Il n'y est pas, il n'est pas tout entier à ce qu'il fait. La nécessité de trouver de la joie à faire son travail et la nécessité de saisir ces occasions passagères et infiniment précieuses qui se présentent, reviennent à une seule et même chose. Si vous êtes à ce que vous faites, vous avez la chance de réussir. Avoir suffisamment de présence d'esprit pour saisir cette chance est certainement une chose précieuse, aussi bien dans l'œuvre sociale qu'ailleurs, car l'occasion ne se présente pas deux fois.

Mais la présence d'esprit a des rapports avec un fait intéressant de la grammaire française ou anglaise, le présent de l'indicatif. Le présent, par opposition au passé et au futur, est une expression de la présence d'esprit, de l'attention concentrée sur la valeur du moment présent. Mais il est aussi l'expression d'une chose bien différente: il exprime ce qui est *éternel*. Quelques langues ont un temps éternel, pour les faits qui ne sont ni présents, ni passés, ni futurs. Nous employons le présent pour l'éternel. Deux et deux font quatre. Quand ? Certainement pas à 9 h. 10, ni le 18 février 1918 plus qu'à tout autre moment. Nous pourrions aussi bien employer le futur. Deux et deux feront toujours quatre. Mais par un accident étrange, nous avons rattaché à un temps tout le corps des vérités éternelles. Pourquoi au présent plutôt qu'au futur? Parce que tout ce que nous saisissons vraiment aujourd'hui, la joie, la beauté, tout ce que nous comprenons à fond peut être nôtre éternellement. Au sens physique du mot, il en est ainsi. La lumière électrique que je regarde en ce moment et qui pourrait être éteinte d'un moment à l'autre est éternelle, car ses vibrations voyagent à travers l'espace qui est toujours le même. Tout fait présent est donc éternellement nôtre dans la mesure où nous réalisons en quoi elle est vrai et merveilleuse.

Il s'ensuit que la présence d'esprit est la qualité nécessaire dans l'œuvre sociale pour contrebalancer l'habitude d'esprit scientifique qui tend à considérer non ce qui est présent, mais le passé et l'avenir.

Au travail d'enquête et de documentation doit toujours s'ajouter l'emploi de l'autre moitié de nos facultés mentales, celle qui est toujours nettement consciente du présent, et par conséquent de l'éternité.

Je n'ai pas eu l'intention d'opposer la science et l'art en un contraste si grand que l'on croie devoir choisir l'un ou l'autre. Il n'y a aucun contraste de ce genre dans mon esprit. Je crois que nous pouvons puiser le courage nécessaire à la recherche de nos faits, dans la joie du moment, dans la joie qui nous vient en parlant à une personne et en l'écoutant. D'un autre côté, ces moments de contact passager sont superficiels, capricieux et

insuffisants si en même temps nous ne construisons quelque chose de solide, qui au bout
d'un jour ou d'une année représentera la
somme de nos efforts. Tout travail humain
a un côté désespérant. C'est que souvent,
après un mois, un an, on a l'impression de
n'avoir rien accompli. Tout se résume en un
amas de détails.

Je me rappelle ce qu'une assistante tout à
fait remarquable me dit un jour : « Je ne veux
pas mourir avec l'idée que je n'ai travaillé qu'à
des cas individuels. » Ces cas individuels me
paraissent, à moi, le genre de travail le plus
haut qui puisse être accompli. On pourrait
dire tout aussi bien : « Je n'ai jamais rien fait
que des miracles. » Mais je sais bien ce que
cette assistante voulait dire. Elle voulait dire
qu'elle avait besoin de sentir, à travers ces
cas individuels, un fil de continuité, où s'accumulent les efforts accomplis, science, amitié,
caractère, ou tout autre chose. Nous devrions
pouvoir dire ou écrire, chaque année, ce que
que nous avons acquis, appris et donné.

c) **Comment il faut donner.**

Nous voulons donner :

    Le Plaisir,

    La Beauté,

    L'Argent,

    Les Renseignements,

    L'Éducation,

    Le Courage,

et mettre ceux que nous aidons à même d'acquérir toutes ces choses, par la suite, avec leurs propres moyens.

Plaisir : Si nous voulons prendre plaisir à notre travail, il est évident qu'il faut essayer dans la mesure des capacités humaines, de donner du confort, d'être poli envers les gens, de les aider, afin qu'ils prennent plaisir à ces rapports momentanés avec nous, quelle qu'en soit la raison d'être. Quand je regarde en arrière et que je considère mon travail médical durant ces vingt-cinq dernières années, je suis contraint d'avouer qu'au point de vue purement médical, j'ai échoué dans la plupart des cas. Mais cependant certains de ces échecs ont été en quelque sorte rachetés dans une grande proportion par les amitiés qui se formaient entre mes malades et moi tandis que j'échouais dans mes efforts médicaux.

Cette présence simultanée de bon et de mauvais succès n'est pas l'exception mais la règle générale dans le service social. Nous traçons des plans compliqués d'ordre social, mais nous savons à l'avance que beaucoup ne réussiront jamais à être exécutés. Il est humainement impossible de ne pas échouer quelquefois. Mais nos échecs ne seront pas tout à fait stériles si le long du chemin nous avons essayé de traiter les gens, non comme ils le méritent, mais beaucoup mieux qu'ils ne méritent. Quand Polonius dit à Hamlet en parlant de Rosenkrantz et de Gildenstern : « Monsieur, je les traiterai selon leurs mérites », Hamlet répond : « Tudieu, Monsieur, (traitez-les) beaucoup mieux, car autrement, qui de nous éviterait le fouet ? »

Mais quand nous procurons un plaisir à un

individu, il faut nous arranger pour que la provision se renouvelle ; il faut lui donner le pouvoir de se procurer ce plaisir par ses propres moyens, lorsque nous serons sortis de leur vie.

Cela est vrai aussi de la beauté, que nous voulons naturellement apporter dans la vie de nos consultants et qui est une des compensations aux échecs que nous subissons dans nos autres efforts. Les mourants eux-mêmes peuvent quelquefois être fort sensibles à la beauté des choses.

Argent : L'argent est peut-être la chose qui nous est la plus demandée dans notre situation sociale. Si nous ne faisons pas de médecine pure et simple, on vient nous demander de l'argent, des vêtements, de la nourriture, des termes de loyer, etc. On ne saurait s'occuper longtemps d'œuvres sociales, sans trouver un jour ou l'autre quelque bonne manière de placer l'argent qui est à notre disposition. Mais il faut que je revienne à la comparaison déjà employée de l'argent et de la morphine. Une personne qui souffre nous arrive pour être soulagée. Elle veut un soulagement immédiat à son mal, en d'autres termes, de la morphine. Une personne dans le besoin lui succède. Elle demande aussi un secours immédiat: de l'argent. Nous hésitons à donner dans un cas comme dans l'autre, et pour la même raison. En donnant nous soulageons, mais nous ne construisons pas. Si nous voulons faire œuvre utile, si nous ne voulons pas que notre action nuise, il faut donner et construire à la fois. Quand pouvons-nous donner de l'argent sans nuire? D'une manière générale, *quand notre don ne doit pas amener la récidive de la demande.*

Pour en revenir à notre comparaison, quand pouvons-nous donner de la morphine sans danger? Dans les coliques néphrétiques, par exemple. Il se peut que des semaines, des mois, des années même s'écoulent avant qu'une autre attaque se produise. Nous donnons de la morphine, et la personne une fois rétablie n'en sentira pas le besoin de nouveau, pendant des mois ou des années. Mais si la douleur est chronique ou a tendance à revenir souvent et fréquemment, donner de la morphine est une cruauté, parce que la douleur reviendra, augmentée de celle que donne la morphine après un certain temps d'usage. Nous ne pouvons jamais savoir si la douleur n'est pas due entièrement à la morphine. De même les difficultés dans lesquelles se trouve une personne peuvent être dues à l'argent même que nous avons donné, et qui a été mal employé. Nous devons pouvoir dire après une étude de la situation faite soigneusement mais non soucieusement, que les besoins pécuniaires de l'individu ne vont pas se renouveler, car nous n'avons pas affaire à des difficultés chroniques, telles que la prodigalité ou l'alcoolisme, qui doivent reparaître et que cette méthode ne peut éliminer.

Les meilleurs exemples des donations efficaces sont celles qui ont rapport aux cas très peu nombreux de catastrophes réelles. Supposons qu'une famille soit victime d'un raid allemand, et se trouve tout d'un coup dans la rue ayant besoin de secours immédiat, argent, nourriture, vêtements, besoin qui ne se présentera pas de nouveau. Mais il faut s'assurer que ce besoin n'est pas seulement attribué mais bien dû à la bombe. Il y a des catastrophes réelles, mais il n'y en a qu'une sur mille.

Je n'oublie pas qu'il y **a** le danger de laisser l'indigent mourir de faim tandis que nous procéderons à notre enquête. Je ne crois pourtant pas que ceci arrive souvent. Le danger lorsque nous nous occupons d'un cas individuel de laisser subsister une souffrance trop grande n'est pas un danger très sérieux. Il est vrai qu'en refusant une aide immédiate nous infligeons quelquefois la souffrance mentale d'une déception. Je ne crois pas que nous donnions toujours trop. Je sais que nous donnons trop peu quelquefois. Nous faisons la même erreur alors dans un cas comme dans l'autre. Cette erreur consiste à ne pas chercher le moyen pour nous et notre assistance de disparaître à bref délai afin que l'indigent puisse équilibrer son budget et subvenir ensuite lui-même à ses besoins. Subvenir à ses besoins, c'est ce que nous cherchons. La vie économique d'une personne, comme sa vie physique, doit être indépendante, et sa santé, ses plaisirs, son utilité, devraient découler de cette indépendance.

Pour parler franchement je ne peux m'empêcher de craindre qu'on ait raison de s'alarmer en voyant les sommes d'argent qui sont données en France à l'heure actuelle, aux allocations, etc. C'est un procédé dangereux parce qu'il n'est pas appliqué individuellement. Les besoins particuliers, les désastres spéciaux à la vie de chacun ne peuvent pas être considérés. C'est cela que nous devrions toujours faire. Donner de l'argent la première fois que nous voyons une personne, au premier contact, est presque toujours mauvais. Il faut donner de l'argent après une enquête démontrant qu'il ne s'agit pas d'un cas quelconque, comme cela se produit avec le système de l'allocation, où le motif invoqué est que la personne a un membre de sa famille au front, ou tout autre motif aussi général.

J'ai dit que le premier principe à observer, lorsqu'on distribue des secours, est de se rendre compte des dangers que cette action présente. Le deuxième consiste à connaître les avantages de l'aide fournie par l'individu lui-même et de se convaincre que ce qu'il y a de meilleur après cette aide individuelle, c'est l'aide naturelle de ceux qui le touchent de plus près. Le troisième principe, grâce auquel nous espérons accomplir le plus grand bien et courir le moindre risque par notre action charitable, est celui-ci : Ne jamais donner précipitamment, sauf dans de rares cas de force majeure, comme lorsque la personne à soulager souffre de la faim ou est exposée aux intempéries. Dans toute autre circonstance il ne faut donner que suivant des méthodes décidées à l'avance avec soin et selon lesquelles nous nous assurons que nos dons seront temporaires. Nous pouvons quelquefois arranger les choses de manière à ce que notre aide prenne fin automatiquement. Cela se produit lorsque nous faisons un prêt plutôt qu'un don, étant bien entendu que ce prêt sera remboursé en versements partiels, ou en une fois à une date donnée.

Prêts : C'est dans l'espoir de rendre service en faisant usage de ces méthodes qu'on a organisé en Amérique et en France ce que l'on appelle « Prêts sur l'honneur ». L'argent est prêté à des taux très bas, quelquefois même sans intérêt du tout, et avec des garanties que les agences commerciales d'emprunts trouveraient insuffisantes. La personne dont nous nous occupons peut ignorer l'existence de ces organisations. Dans ce cas, le meilleur moyen de lui venir en aide est peut-être simplement de le mettre en rapport avec l'une d'entre elles et de l'aider à fournir les garanties nécessaires pour obtenir un prêt.

Nous pouvons aussi lui acheter un appareil médical dont le prix est trop élevé pour ses moyens, avec la clause qu'il doit être remboursé en paiements partiels éloignés ou hebdomadaires.

Instruments et outils : Un autre exemple de ce genre de donation qui a une fin bien déterminée et qui ne tend pas à se transformer en habitude, comme cela se produit avec la morphine, est l'achat des instruments nécessaires à un homme dans l'exercice de son métier, ou encore du mobilier, du fonds nécessaires pour ouvrir un magasin. Dans des cas de ce genre nous avons la croyance, la conviction, qu'une fois l'acte initial d'acceptation accompli, l'individu pourra se suffire à lui-même après une certaine période de dépendance.

Mobiliers : On peut encore prêter un fourneau économique, pour éviter que le sujet mange au restaurant, ou quelques meubles pour qu'il puisse payer un loyer moins élevé que cela ne lui coûte en garni. Dans tous ces cas, l'idéal serait de s'arranger pour que le prêt soit remboursé en petites sommes partielles. Faute de réussir dans cet arrangement, il faut trouver une méthode grâce à laquelle, après ce premier don gratuit, la personne pourra continuer sa vie en subvenant à ses propres besoins.

Secours dans la maladie : Un quatrième exemple de secours temporaire financier est le don ou le prêt pendant la maladie, la convalescence, les périodes de repos obligatoire.

Le principe que nous suivons dans tous ces cas est exactement celui que nous suivons lorsque nous faisons une opération chirurgicale. La chirurgie est une blessure temporaire faite au corps dans l'espoir d'obtenir un bien futur ; c'est l'ingérence temporaire d'une force extérieure intervenant dans l'action indépendante de l'organisme afin que les fonctions de cet organisme se poursuivent indépendamment mais de manière plus satisfaisante. La chirurgie peut tuer le malade ou le laisser dans un état plus déplorable qu'elle ne l'avait trouvé, mais nous pouvons raisonnablement espérer (si notre chirurgie est bonne) que sa santé, ou en d'autres termes la capacité que son corps a de se suffir indépendamment et de se développer, sera augmentée.

De même la chirurgie économique prévoit la cessation prochaine de la nécessité d'une aide extérieure. La personne en question doit, grâce à notre assistance, être remise sur pied. Avant longtemps nos services peuvent ne plus être nécessaires. Le besoin ne s'en fera plus sentir. Il n'était pas chronique, la personne n'en était pas responsable, et il y a beaucoup de chance pour qu'il ne se reproduise pas immédiatement par sa faute.

Chômage : Une cinquième bonne raison pour donner un secours en argent ou tout autre soulagement temporaire, est le chômage, période durant laquelle l'ouvrier cherche activement du travail ou une position supérieure à celle qu'il a. Nous pouvons quelquefois l'aider dans sa recherche, mais il y a du danger à le faire. Il y a plus de chance qu'un homme ne garde pas la place qui lui est procurée par une autre personne que s'il se l'était procurée lui-même. Nous pouvons cependant l'aider sans lui nuire en lui fournissant des renseignements sur les places, les positions, les agences de placement qui pourraient lui procurer du travail, tout en le laissant lui-même prendre la part la plus active à l'obtention de la place. Le renseignement est le moins dangereux des dons.

Il est évident qu'il faut tâcher de bien faire comprendre, ou même il faut qu'on comprenne sans que nous ayons à l'expliquer (résultat qui peut être obtenu grâce aux relations de confiance et d'affection établies auparavant) que nous ne refusons pas de donner constamment parce que nous sommes parcimonieux ou serrés. L'analogie médicale doit être notre guide constant, et elle doit être présente à l'esprit de ceux que nous aidons. Si nous refusons de l'argent, si nous refusons de la morphine, c'est le bien du sujet que nous considérons. Nous essayons de limiter nos dons en quantité et en durée pour la raison même pour laquelle nous essayons de ne jamais commencer à donner de la morphine si nous ne prévoyons pas la prompte cessation de cet usage, la cessation du besoin que le sujet en aura, comme dans les cas de colique bilieuse, de diarrhée aiguë, ou avant une opération chirurgicale. Si la morphine était la propriété du médecin, et l'argent la propriété de la visiteuse ou de ceux qu'elle représente, le médecin pourrait souvent paraître avare, cruel, égoïste, en refusant d'en autoriser l'usage. Nous devons bien faire comprendre, si nous le pouvons, que nos hésitations, les limites que nous fixons, les refus que nous imposons aux demandes d'argent, n'ont pas plus de rapport avec le pouvoir que nous avons d'en user, avec les avantages que nous pourrions en tirer nous-mêmes, avec le sentiment personnel que nous y avons droit, que le refus du médecin d'autoriser la morphine n'a de rapport avec le désir qu'il pourrait avoir de l'employer à son propre usage.

Tout ceci est difficile à établir clairement, et c'est pourquoi j'ai répété avec insistance que la prise de contact de la visiteuse avec les intéressés, par l'intermédiaire des questions financières, n'est pas favorable, dans les débuts, à l'établissement d'une entente cordiale, et qu'il faut si possible les différer jusqu'au moment où un sentiment voisin de l'amitié a été créé par l'intermédiaire des services médicaux ou de l'intimité des relations personnelles.

On peut voir d'après ce que j'ai dit que notre jugement sur l'opportunité d'accorder des secours financiers ne peut être sain, ne peut amener de bons résultats ou des résultats contenant un minimum de mal (comme dans la chirurgie) que s'il est le fruit d'une étude individuelle détaillée et minutieuse. Ce travail ne peut être fait en gros, il diffère avec chaque individu.

Arrêtons-nous un instant pour nous rendre compte de l'œuvre audacieuse et difficile que nous avons entreprise. Nous avons l'espoir de créer pour un individu un avenir économique meilleur qu'il ne pourrait se le créer lui-même. Nous espérons voir ce que, sous la pression du besoin immédiat, il n'a pu arriver à voir lui-même : la manière de sortir de ses difficultés. Nous prétendons savoir *où* le bât blesse, et comment on peut empêcher qu'il blesse, quand ce n'est pas nous qui portons le bât. Nous croyons savoir, mieux que celui qui souffre (et qui aspire plus que tout autre à être soulagé) comment remédier à son mal. C'est presque comme si nous essayions de nous servir de son esprit. Cela ne doit pas être. Mais si cela ne doit pas être, nous de-

vons nous assurer que notre assistance stimule sa pensée.

« Quelle est, à votre avis, » faut-il lui demander constamment, « le meilleur moyen de surmonter nos difficultés ? » Il doit sentir que
ces difficultés existent pour nous comme pour
lui, que nous ne considérons pas sa situation avec la froide indifférence d'un étranger,
que nous souffrons de ses souffrances, mais
qu'en dernier ressort c'est *sa* souffrance, et
qu'en dépit de tous nos efforts, nous ne pouvons contribuer que dans une faible mesure
à y remédier. La reconstitution doit être
accomplie par lui en majeure partie, et cette
reconstitution est semblable à celle que le
corps accomplit lorsqu'une blessure guérit
par l'action de la nature, étant seulement
encouragée par le chirurgien et le médecin.

Sans vouloir être assez hardi pour essayer
d'entrer dans l'esprit de l'individu, de penser
à sa place, de lui imposer notre volonté, d'en-
lever le fardeau de ses épaules, de prendre
ses responsabilités, nous devons essayer de
l'aider en chacun de ces points, en lui prodi-

guant la sympathie qui stimule, l'affection qui encourage, qui transforme les tourments inutiles, l'inquiétude stérile, le chagrin destructif en des sentiments contraires. Nous pouvons aider l'individu à penser en lui suggérant des ressources, des possibilités qu'il ignore ou qu'il a oubliées, en lui fournissant matière à des pensées nouvelles, en l'aidant à penser fortement, longuement, à concentrer son esprit, à avoir confiance, et à pouvoir ainsi trouver des solutions nouvelles. Il faut absolument qu'il trouve quelque chose de nouveau, il faut qu'il invente quelque chose si l'on espère le remettre jamais sur pied et pouvoir le livrer un jour à ses propres ressources. Généralement, la nécessité est la mère de l'invention. Nous arrivons à nous tirer d'embarras au moment où nous nous rendons compte qu'un désastre est imminent et qu'il faut agir. Mais il se peut que la nécessité qui produit l'invention chez une personne, produise simplement le désespoir chez une autre. C'est pour éviter ce désastre, c'est pour rendre fertile ce qui est stérile, que nous voulons améliorer la vie de celui qui souffre, en lui insufflant, par la chaleur de notre affection, le courage de regarder sa vie en face une fois de plus et de la reconstituer.

Il se peut que notre esprit puisse découvrir quelque possibilité, quelque changement, quelque source d'assistance que l'intéressé ne saurait concevoir. Car nous, nous avons toutes nos aises, tandis qu'il souffre ; nous sommes en bon état, physiquement, tandis qu'il est brisé ; nous avons le libre exercice de notre esprit, tandis que le sien est abruti et engourdi. Il ne peut pas accepter nos idées tout d'une pièce. S'il les accepte, il y a des chances pour qu'elles ne lui soient d'aucun secours ; mais si nous avons atteint le foyer de vie qui est en lui, si nous avons réussi à stimuler, non pas une de ses facultés, mais le centre même de sa personnalité, alors, avec la grâce de Dieu, nous pourrons faire pour lui ce qu'il ne pourrait faire tout seul.

Renseignements : Dans l'ensemble, la donation la plus prudente que je connaisse, celle qui est la plus sûre de se perpétuer, de pousser comme une graine sans que nous intervenions, est le renseignement. Comme donation cela semble froid, mais elle est souvent très utile. Une des différences entre l'assistante sociale et la personne pour laquelle elle travaille, devrait être tout d'abord que l'assistante a plus d'éducation, plus de liberté, plus d'amis, plus de loisir et de possibilités de considérer le monde et d'en connaître les ressources. S'il s'agit donc par exemple de trouver du travail pour un homme, l'assistante, grâce à ses privilèges, tout à fait immérités du reste, dont elle se trouve à jouir, doit être en mesure de donner des renseignements de valeur.

Un de ces renseignements le plus précieux, est celui qui consiste à indiquer la source d'autres renseignements. La différence entre les gens sans éducation et ceux qui en ont reçu une bonne, n'est pas tant que ces derniers savent beaucoup, mais qu'ils savent à qui s'adresser pour trouver ce qu'ils ne savent pas. L'homme sans éducation ne sait pas comment en acquérir. Il ne sait pas et

ne peut pas trouver comment on fait des recherches sur un sujet donné.

Je distingue le renseignement de l'éducation. Le renseignement, à mon avis, ne change
jamais de caractère. Ce sujet a été discuté
aux États-Unis en rapport avec ce que nous
appelons, faussement du reste, hygiène
sexuelle. Des renseignements biologiques,
physiologiques, pathologiques, des causeries
sur la santé et la maladie, ne maintiendront
jamais un homme ou une femme dans la voie
droite. Ils ne sauraient changer le caractère.
L'éducation fournie par nos écoles publiques
n'est souvent que des renseignements, de
faits, non de signification, d'interprétation
de ces faits. C'est donc avec justice que
l'éducation de nos écoles publiques est criti-
quée par ceux qui prétendent que la connaissance des faits ne produit aucun bien
durable. Elle peut rendre un homme plus
habile, comme la science allemande dans la
guerre actuelle, à accomplir plus de mal que
s'il était moins savant. L'éducation, au contraire, hygiénique ou économique par exem-

ple, consiste à donner plus que des renseignements. L'éducation est ce qui, par l'exercice, par la répétition, par la considération d'un bon modèle vivant ou mort, livre ou personne, change notre caractère et nos habitudes de même que l'emploi d'un muscle change ce muscle. Une personne apprend à écrire. Il n'y a pas là renseignement pur. Elle a appris quelque chose. Apprendre à nager n'est pas un renseignement. Nous l'apprenons par l'exercice, en le faisant, en imitant les bons modèles. Comment apprend-on à penser ? En pensant, et s'il y a un bon modèle à imiter, en essayant de l'imiter.

C'est l'éducation que ceux qui s'occupent de travaux sociaux essayent le plus consciemment de donner ; c'est à cela qu'ils passent le plus de temps, et c'est cela qui produit le plus de résultat. Nous essayons de donner au peuple une éducation hygiénique. Nous essayons de donner non seulement des faits mais de changer leurs habitudes, ce qui est tout à fait différent et qui peut être de fréquente valeur. Nous essayons de leur apprendre à se dominer dans leurs émotions, dans leurs appétits, dans leur sommeil. C'est une tâche difficile mais qui peut être accomplie grâce à un effort prolongé et sous des influences qui donnent le courage d'y travailler.

Nous essayons de donner une éducation économique, c'est-à-dire la faculté de prévoir ce qui va arriver en considérant ce qui est arrivé auparavant. Les gens sont extraordinairement enclins à oublier ce qu'ils ne veulent pas se rappeler. Nous pouvons aider, en leur donnant une éducation économique, à acquérir une prévoyance économique, une meilleure organisation économique de leurs ressources par la pratique et par la considération de cas similaires aux leurs et où les difficultés ont été surmontées.

Tous ceux qui parlent beaucoup sont requis bien souvent de cette manière : « Voudriez-vous venir ce soir pour nous remonter un peu ». Il n'y a pas de requête que je considère avec plus de tristesse que celle-là. Je sais combien ce genre d'encouragement est

inutile. Il peut être donné comme l'argent et
la morphine, à tort ou à raison. L'inspiration
ou le courage produisent une émotion. Personne n'a plus foi que moi en l'émotion. Je
crois que la vie la plus grande est celle qui
sent le plus, jouit et souffre le plus. Mais l'émotion est un des faits les plus transitoires et
dont il faut le plus se méfier. On peut être
dans un état d'esprit admirable après une conférence ou une lecture, et ne valoir rien qui
vaille quelque heures plus tard. En dépit du
fait qu'on a reçu une inspiration, on n'a le
courage qui n'amène pas avec lui la force
nécessaire pour se renouveler. L'aide que
nous donnons aux gens n'est permanente que
si nous leur donnons en même temps une
réalité. Nous essayons au début de soulager
les chagrins des gens par l'intermédiaire de
notre propre personnalité. Mais nous ne sommes pas assez forts pour soutenir les gens
nous-mêmes. Il faut que nous leur transmet-
tions quelque chose de plus grand que nous-
mêmes, il faut les mettre en contact avec les
réalités qu'ils trouveront sur leurs chemins

épineux, et ces réalités ils ne peuvent pas les éviter.

Cela je crois est de l'éducation. Je crois aussi que tant que nous apprenons aux gens à travailler, et que nous leur donnons quelque chose qu'ils peuvent faire toute leur vie et dont ils peuvent tirer plaisir, tant que nous leur apprenons à jouer, à traiter leurs affections justement, à adorer, nous leur apprenons des choses qu'ils ne peuvent pas oublier et avec lesquelles notre personnalité aura bientôt très peu à faire.

Nos fiches sociales au dispensaire américain des réfugiés à Paris ont beaucoup de lacunes, et ces lacunes représentent les lacunes dans notre connaissance de nos malades et les défauts de notre œuvre sociale. Nous sommes rarement entrés dans la vie de nos malades par rapport à leur éducation, à leur vie de famille, à leurs amusements, à leur religion. Nous nous sommes occupés surtout des faits médicaux et économiques. Aller jusque-là et ne pas aller plus loin, ne donnera pas de satisfaction à beaucoup, ne refera pas leur vie. Nous n'avons travaillé en France que quelques mois et personne ne pourrait attendre de nous que nous entrions en relations intimes avec un être humain dans ce court espace de temps. Mais si nous étions ici un an et qu'aucune de nos fiches n'offre de renseignements sur l'éducation du malade, ses amusements, sa parenté, sa religion, je sentirais que nous avons manqué d'accomplir notre mission. Je sentirais que nous avons accompli un travail superficiel, sans avoir fait rien de plus, ce qui n'est pas satisfaisant.

C'est parce que nous voulons donner au peuple le meilleur, non de ce que nous avons, mais de ce que le monde contient, que nous laissons un espace sur nos fiches sociales pour des renseignements au sujet de l'éducation, la distraction, la religion, etc.

Le traitement social consiste donc à donner le plaisir, l'argent, la beauté, le renseignement, le courage, l'éducation et à donner à ceux que nous aidons la faculté d'obtenir toutes ces choses par leur propre moyens. Ce n'est pas parce que nous avons une énorme provision de toutes ces choses à distribuer, mais parce que nous savons que nous sommes en présence de deux alternatives : êtres superficiels ou aider les individus à se venir en aide à eux-mêmes.

d) Comment il faut écouter. L'attention active.

L'une des choses les plus simples et cependant les plus honnêtement utiles que nous puissions faire dans notre œuvre sociale est de donner notre attention à un être : de l'écouter. Il lui arrivera souvent de découvrir lui-même la solution des problèmes qui le concernent s'il y est aidé par une personne en qui il a confiance et à qui il peut exposer sa situation. Ceci implique chez l'assistante une patience extraordinaire pour écouter, en d'autres termes ce que M. R. W. Schaufler appelle « écouter activement ». Des amitiés exquises se forment par l'intermédiaire de revues. Il y a quelques années, je lisais dans l'*Atlantic Monthly* un article sur les quatuors à cordes écrit par un homme dont je n'avais jamais entendu parler: M. Robert W. Schaufler. Les écrits de M. Schaufler, qui parvinrent à ma connaissance grâce à cet article, contiennent des points fort intéressants, mais aucun ne m'a été aussi profitable que l'essai intitulé: *L'Auditeur actif*. Il était basé sur un incident autobiographique. Il allait régulièrement, en amateur, aux concerts de Chicago, ville où il résidait alors. Il y allait avec un certain groupe d'amis, son frère et quelques autres personnes, qui aimaient à écouter ensemble la musique, y trouvant ainsi plus de plaisir. Ils ne manquaient jamais le concert. Mais un soir, pour une raison ou pour une autre, ils durent le manquer et ils apprirent que l'orchestre s'était fort ressenti de leur absence et ne pouvait vraiment se surpasser qu'en leur présence. Le fait est exact. Il y a des gens dont l'attention nous fait jouer, parler, agir mieux que nous ne le pourrions sans cela. Nous en avons fait l'expérience avec l'amitié. Nous savons tous que lorsque nous causons avec certaines personnes, nous en retirons l'impression que nous valons vraiment quelque chose, que nous avons des idées. D'autres sont des auditeurs subversifs. Ils nous donnent l'impression que nous n'avons point d'idées, que notre personnalité est réduite à rien.

Je crois qu'il est au pouvoir de chacun de nous de devenir un auditeur actif, ou plus actif qu'auparavant. Car pour le devenir, il suffit d'une intensité de sympathie, un don complet de soi qui dure le temps que nous passons avec une personne.

Voilà pourquoi la mission de la visiteuse me semble des plus importantes. Elle consiste à faire causer les gens pendant les visites comme ils ne pourraient le faire au dispensaire. Dans des conditions favorables, le pouvoir d'un auditeur actif pour élargir et remodeler une personnalité est sans limites. Les gens que j'aide le plus souvent sont ceux pour lesquels je ne fais rien. Ils me racontent leur petite histoire, l'étalent devant mes yeux, et voient alors eux-mêmes la solution. Le fait même de définir clairement nos difficultés pour en faire part à une autre personne qui écoute non seulement avec sympathie, mais activement, en réagissant elle-même ou en poussant, est de grande valeur. Avec certaines personnes, il arrive que de temps en temps nous nous buttons à un mur, bien qu'elles écoutent silencieusement. Cela est bien et peut-être nous aide. Bien écouter ne veut pas dire seulement écouter avec sympathie, mais en indiquant le dissentiment quand il le faut.

e) **La pyramide de l'assistance sociale.**

Le lecteur attentif pourra objecter que si un assistant entreprend une enquête dans les différents domaines : physique, économique, mental, spirituel tels que je les ai énumérés au cours de ce livre, il devra se limiter à un seul plaignant, et il lui faudra des années pour terminer la tâche nécessitée par sa seule histoire.

Cette objection mérite certainement une réponse, mais je ferai précéder ma réponse d'une comparaison entre la mission du médecin et celle de l'assistant social. Le médecin doit connaître tous les organes du corps. Le dentiste même, l'oculiste, ont des notions non seulement sur les parties spéciales qui les intéressent, mais sur toutes les parties du corps. Le cerveau et ses fonctions sont compris parmi les organes qui sont censés être le domaine de la profession médicale. Cela suppose donc que le médecin a les capacités nécessaires pour faire un examen complet du malade, et tel qu'une journée entière y passerait. Il est évident que s'il tentait une pareille entreprise, il n'y suffirait pas. Si d'un autre côté il limite son examen à tel ou tel organe atteint, il le fait à ses risques et périls. Il risque de rendre un diagnostic complètement erroné. *Mais ce risque est d'autant plus petit que sa connaissance des autres organes est grande.* Un bon médecin expérimenté doit et peut être superficiel dans une certaine mesure et en toute sécurité. De même, l'assistant social peut et doit faire une certaine partie de son travail superficiellement. Dans la clientèle de n'importe quel docteur, sur cent malades, il y en a cinquante qu'il n'a examinés et traités que superficiellement. Il y en a environ vingt-cinq qu'il connaît un peu mieux, quinze sur lesquels il pourrait donner tous les détails, et dix seulement peut-être qu'il a étudiés à tous points de vue, faisant usage de tous les moyens que lui fournit son éducation médicale. Sa vie professionnelle n'est donc pas entièrement superficielle, mais il n'essaie cependant pas de traiter à fond chacun des cas qui se présentent.

Tel que je le vois, le travail poursuivi dans le domaine social et médical peut être représenté par une pyramide.

CAS ÉTUDIÉS A FOND.

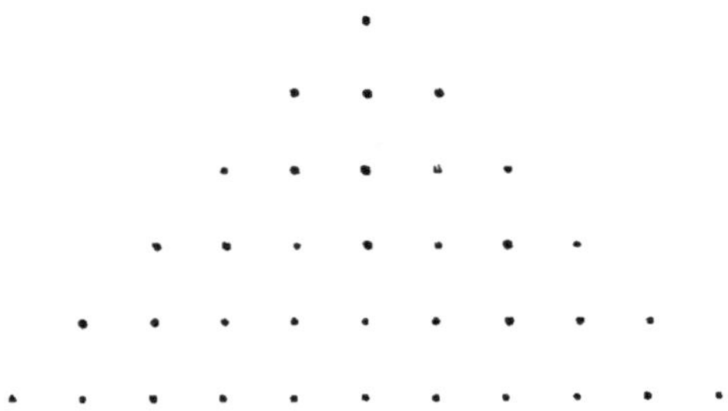

CAS ÉTUDIÉS SUPERFICIELLEMENT.

Nous devons traiter et étudier un grand nombre de cas superficiellement, un certain nombre sérieusement, et tout en haut de la pyramide qui représente les cas à considérer, se trouve le petit nombre de cas auxquels des jours et des semaines sont consacrés. Cette répartition du temps disponible est satisfaisante et judicieuse, car les cas qui se présentent n'exigent pas tous une égale attention.

Cette répartition pyramidale de nos énergies est fréquente dans d'autres domaines et offre des avantages, dans le domaine de l'amitié par exemple. Personne ne voudrait se borner à des relations intimes. Chacun a besoin d'un grand nombre de connaissances parmi lesquelles il se choisit quelques amis qu'il espère connaître mieux que tout autre être humain. Personne ne se satisferait d'avoir uniquement des connaissances, ou uniquement des intimes. Une vie convenablement équilibrée a un peu de tout.

Le médecin et l'assistant doivent s'attendre à avoir succès et déboires à la fois parmi les cas étudiés ou secourus superficiellement, et parmi ceux auxquels nous nous consacrons entièrement. Si nous voulons être sages, nous n'essaierons pas de mettre nos succès et nos déboires en balance. Dieu seul sait lesquels de nos succès et de nos déboires sont tels en réalité ou en apparence. Quelques-uns de ceux avec lesquels nos efforts paraissent avoir été complètement inutiles montreraient peut-être, si tout ce qui les concerne pouvait être connu, que notre aide leur a vraiment servi à quelque chose. Il faut que nous nous attendions à cela dès l'abord. Nous éviterons ainsi les déceptions que nous pourrions avoir en considérant le grand nombre de gens que nous n'avons qu'effleurés et le grand nombre de cas où nous n'avons pas atteint notre but.

Les idées que j'ai exposées ci-dessus représentent la contre-partie du système compliqué et approfondi d'enquête sociale et de traitement tel que j'ai essayé de l'exposer dans ce livre. Le médecin expérimenté, l'assistant social bien exercé, peuvent juger eux-mêmes, avec chance d'être corrects, quels sont les cas qui doivent exiger leur attention, leurs soins constants. Cette sélection cependant est impossible si l'on ne garde pas présent à l'esprit tout l'appareil du diagnostic et du traitement social tel qu'il pourrait être appliqué *in toto*, si les limites de temps et de forces n'existaient pas.

CHAPITRE IX

La Raison d'être du traitement social.

Quelle est la raison d'être de l'assistance sociale? Pourquoi la pratiquons-nous? Pourquoi est-elle importante ? Quelles sont les conditions de son développement futur ?

Pour moi, cette assistance est comme l'énergie latente derrière une digue ou un robinet, une pression qui s'exerce et dont l'origine doit s'appliquer ; et puisque nous nous servons du terme « motif », nous pouvons, en prenant ce terme dans son sens littéral, considérer notre œuvre comme une chose qui se meut. Mais qu'est-ce qui se meut ? Le mot énergie, source de notre œuvre, est peut-être le plus général qui existe. Nous disons que l'énergie se trouve dans tout. Derrière les activites des corps, il y a une énergie dont la magnitude échappe à ceux qui n'ont ni étudié la médecine, ni les sciences physiques.

Le corps humain est composé d'une proportion de 80 °/₀ d'eau. D'où vient cette eau? Des boissons absorbées. D'où viennent ces boissons ? De la terre et des cours d'eau, et ceux-ci des nuages. D'où les nuages les ont-ils tirées ? Des mers. Et les mers ? Des espaces interplanétaires, de je ne sais où. Quatre-vingt pour cent de nos corps, de notre énergie latente vient de ces régions éloignées, de sources qui, en dernière analyse, ne nous concernent que peu ou point.

Les 20 °/₀ qui restent, les solides de notre corps, y compris le cerveau, sont également des sources variées et très étendues. Nous arrêtons rarement notre esprit sur la vaste origine des substances qui entretiennent les solides de notre corps. Les graines, les fruits, les légumes, les viandes, proviennent de toutes les parties du globe.

Les minéraux déposés en nous que nous désignons sous le nom d'os, les calcaires et autres sels ont été pris au sol, aspirés par une plante, et assimilés directement ou par l'intermédiaire d'un autre animal à qui nous les avons pris. Les os de l'être humain sont constitués des os de la terre par l'intermédiaire de sa nourriture animale et végétale.

Le produit de la respiration des arbres, l'oxygène qu'ils exhalent nuit et jour, nous l'aspirons. A leur tour, ils absorbent l'acide carbonique que nous rejetons, de telle sorte qu'il se produit un échange constant entre le règne animal et le règne végétal. C'est l'héritage des couches et filons de charbon formés par une accumulation de plantes de milliers d'années qui sert à nous chauffer ; et c'est aussi la combustion constante en nous de l'énergie alimentaire qui nous réchauffe.

Nos vêtements sont empruntés aux moutons, aux vaches et à d'autres animaux ; leurs plumes servent à faire nos oreillers, nos lits et nos chapeaux.

Je me demande quelquefois si nous valons cette destruction, toutes les formes de destruction dont nous sommes l'incarnation vivante. A propos de la fatigue et du repos, j'ai indiqué comment notre vie physique était une combustion, d'une dissolution constante de tissus, c'est-à-dire une destruction. De plus, le travail de nos parents, les dépenses qu'ils ont fait pour nous maintenir en vie jusqu'au jour où nous avons soi-disant volé de nos propres ailes, tout cela représente un autre fonds d'énergie passé des uns aux autres à travers l'univers, par ce même procédé d'emprunt.

Notre existence justifie-t-elle toute cette souffrance, cette dissolution, cet anéantissement? Si l'on s'y prêtait un peu, on pourrait faire à cette question une réponse plutôt tragique. C'est ainsi que bien des philosophes l'ont considérée. Mais cette réponse dépend surtout, à mon avis, de l'utilisation que nous faisons de cette énergie. Elle se gaspille facilement. Elle peut nous traverser comme bien des choses que nous apprenons nous traversent, sans être retenue et seulement sacrifiée sans résultat à notre usage. Mais elle peut aussi être employée judicieusement.

Si nous considérons maintenant nos énergies cérébrales, ne voyons-nous pas que c'est à l'univers que nous en sommes redevables, que c'est à lui que nous empruntons insatiablement, que ce sont ses forces que nous dissipons inlassablement sauf dans la faible mesure où nous mettons à profit ce que nous empruntons ?

Il faut avoir suivi attentivement l'enfant qui apprend à parler pour se rendre compte à quel point les moindres actes du langage sont des emprunts, à quel point nous sommes des imitateurs dès le début de notre existence. Et si nous essayons de remonter à l'origine des pièces et des morceaux qui ont contribué à former notre vie intellectuelle, morale et spirituelle, nous pourrions opérer un véritable démontage et retrouver la provenance de chaque rouage. Si nous considérons attentivement la génération de notre esprit, nous ne pouvons qu'être frappés d'étonnement en voyant combien peu il reste de ce qui nous est tout à fait propre, si nous retranchons ce qui nous a été donné. Je pourrais dire de qui je tiens chacune des idées que j'ai eues, de qui je les ai reçues comme un don gracieux. Je crois même que nos emprunts de plus grande conséquence, nous les tenons de gens que nous n'avons jamais vus, de livres, de la musique, de l'art, de personnalités que nous sentons indiciblement proches de nous, bien que nous ne les ayons jamais vues de nos propres yeux.

Nos emprunts spirituels proviennent non seulement de sources humaines, mais de sources impersonnelles telles que la beauté, la nature, sans intermédiaire humain. J'ai vu un jour une petite plante, appartenant à la famille des renonculacées, sous des feuilles de chêne jaunies sur un flanc de collines rocheuses dont la vue me fit ressentir une gratitude infinie pour la vie qui m'a été donnée et pour laquelle je ne pourrai jamais m'acquitter. J'ai quelquefois entendu chanter une grive le matin de bonne heure, dans les bois sombres et humides, et j'ai su à cet instant-là qu'après avoir reçu ce chant comme un présent je ne pourrais jamais plus me libérer de ma dette envers l'univers.

La plupart d'entre nous avons éprouvé ces sentiments bien des fois ; notre dette augmente chaque jour. Mais nos obligations nous semblent de plus en plus grandes lorsque nous pensons à notre patrie, aux traditions de notre race et à tout ce que nous avons reçu de la famille, de l'Église, de l'établissement d'enseignement où nous avons été placés sans que nous ayons rien eu à faire pour cela. Que serions-nous sans eux ? Quelle ombre de personnalité nous resterait-il ? L'image n'est pas moins frappante s'il s'agit de l'esprit que s'il s'agit du corps, et les emprunts du corps ne sont pas plus considérables que la dette immanent de l'esprit.

Toute cette énergie déversée en nous par e monde spirituel et matériel qui nous entoure s'accumule. Elle devient d'un côté la force vitale, l'animation, la vivacité, le feu, le désir de crier, de chanter, de sauter, de frapper l'épaule de quelqu'un. Tout ceci constitue la partie vitale de nos emprunts de réserve, l'expression corporelle du fait que nous recevons plus que nous ne pouvons dépenser. Mais de l'autre côté, l'énergie intellectuelle s'accumule aussi, et le sentiment de son existence s'exprime dans le mot qui est pour moi le plus beau de notre langue : la reconnaissance. La reconnaissance, c'est le « bonheur doublé d'étonnement », un bonheur inconscient chez beaucoup, mais qui, dès qu'il devient conscient, à la réflexion, s'exprime spontanément par l'action. *La reconnaissance, tel est, à mon avis, le mobile de l'assistance sociale en dernière analyse.* Nous constatons en nous cette énergie latente, sensation souvent pénible pour moi. Lorsque je pense à tout ce qui m'a été donné et au peu que j'ai donné en retour je me sens fréquemment comme un animal en cage ou un chien à l'attache. Le flot d'énergie qui se trouve dans tout être humain, tout animal, est similaire à cette reconnaissance sous pression qui existe en nous pour tous les dons que nous avons reçus et que nous n'avons pas passé à d'autres, que nous ne pourrons jamais passer à d'autres comme il conviendrait de le faire.

Les efforts que nous faisons pour nous

acquitter de notre dette, pour transmettre cette énergie, se divisent suivant la manière dont nous l'avons reçue. Nous avons reçu d'abord le bienfait de la vie, de l'existence physique. Nous savons ce que c'est que boire quand on a soif, manger quand on a faim et pendant que nous jouissons consciemment de ce bienfait, nous nous attristons à la pensée de ceux qui ne peuvent pas le partager immédiatement et complètement comme nous le voudrions avec nous. Nous appelons ce sentiment la pitié, la confraternité. Pour moi, c'est la réalisation du besoin commun. D'autres sont comme nous. Nous souffrons quand nous pensons à tout ce qui nous a été donné, combien peu nous le méritons et combien les autres en ont besoin. Nous sommes donc anxieux de transmettre cela sous quelque forme que ce soit. Nous saisissons avec reconnaissance toute occasion de le transmettre.

La comparaison banale, mais juste, de la mère qui allaite, se présente. L'enfant a besoin du lait et la mère a besoin de se débarrasser de son lait. La pression douloureuse de sa poitrine, la pression de la faim chez l'enfant se rencontrent et se satisfont réciproquement.

Nous sommes, je crois, tout aussi anxieux de rendre d'une manière appropriée chacune des joies, des belles choses pour lesquelles nous avons de la reconnaissance. Mais nous n'avons pas su exprimer ce désir. J'ai déjà insisté sur le manque déplorable de beauté et d'art au sujet du travail d'assistance sociale, sur sa laideur, son caractère morne, et sur l'expression préoccupée des assistantes. Mais il est impossible que ceux qui sont profondément conscients des dons qu'ils ont reçu dans leur vie, comme la beauté, puissent continuer leurs efforts sans y mettre plus de beauté.

Si nous éprouvons une reconnaissance quelconque pour ceux qui nous aiment et nous ont aimé, nous devons, nous voulons l'exprimer par notre affection pour d'autres. Nous savons quelle affection a présidé à notre propre création et à notre éducation durant notre enfance et notre jeunesse. Et pourtant beaucoup d'entre nous n'avons jamais essayé pendant la plus grande partie de notre vie, de payer cette dette que nous avons contractée envers nos parents. Nous ne nous rendons compte de notre dette que lorsqu'il est trop tard. Nous éprouverions un remords insupportable après la disparition de nos parents si nous ne savions pas que nous pouvons payer à d'autres les soins et l'affection qu'ils nous ont prodigués.

De même que les énergies physiques de l'eau, de l'oxygène, du carbone, des sels calcaires, et de toutes les substances qui composent notre corps viennent toutes d'une même source, nous savons aussi que tous nos dons spirituels proviennent d'une seule et même origine. Avoir une reconnaissance même de ce fait, le regarder bien en face, considérer où nous sommes, nous indique ce que nous devons faire. Si vous voulez faire plaisir à une mère, vous faites du bien à ses enfants. Tout être humain vit dans ses enfants, dans les êtres et les entreprises qui sont ses créations au sens propre ou au sens figuré. Nous recevons ainsi une impulsion qui nous fait désirer de transmettre les meilleurs fruits de la vie tout d'abord à la source unique de tout ce qui provoque notre reconnaissance, et ensuite aux enfants de cette Energie Centrale par lesquels elle est parvenue jusqu'à nous.

Nous deviendrions comme les chevaux qui restent à l'écurie et mangent trop d'avoine, si nous n'avions pas l'occasion de donner une partie de ce que nous recevons. L'homme qui raconte des anecdotes amusantes est toujours reconnaissant envers celui qui les écoute. Ce principe demeure vrai, qu'il s'agisse d'anecdotes ou d'assistance sociale. On peut trouver cela humiliant, mais en fait cela devrait seulement nous rendre humbles et sains d'esprit.

Je parlais il y a un instant de ce que nous devons à nos parents, dette qui parfois nous paraît insupportable. Elle le serait si nous ne pouvions nous acquitter envers d'autres. Sans cela, notre reconnaissance ne serait pas pour nous un bienfait, mais une malédiction. Mais, en réalité, ceux qui ont été généreux envers nous, nos parents et tant d'autres, sont plus satisfaits si c'est à d'autres que nous rendons les présents qu'ils nous ont faits. C'est la meilleure manière de nous en montrer reconnaissants.

Si cette conception d'une source unique d'énergie qui nous a créés et nous maintient en vie est juste, je crois que nous pouvons justifier les principes de l'assistance sociale que j'ai essayé de présenter dans ce livre et qui se résument ainsi :

1. Nous voulons exercer une assistance sociale parce que nous possédons quelque chose que nous devons partager. Comme un objet trop chaud, nous ne pouvons pas le retenir dans notre main. C'est faussement et par sentimentalisme que l'on prétend exercer l'assistance sociale par amour des individus auxquels ont vient en aide. Nous espérons en connaître un jour quelques-uns suffisamment pour pouvoir les aimer. Mais ce n'est là qu'un espoir, non une impulsion

réelle, un fait existant. Il n'est donc pas exact de dire que nous agissons par amour de l'individu lorsque nous aidons celui-ci (bien que notre erreur ne soit pas d'une conséquence terrible). Nous cherchons l'occasion et nous saisissons avec reconnaissance celle qu'offre l'assistance sociale, de transmettre les dons que nous avons reçus, non comme on l'a dit quelquefois à ceux que nous aimons, mais à ceux qui en ont besoin.

Il peut paraître insignifiant d'insister sur un point plutôt que sur un autre, mais la différence me semble très importante. Nous pouvons beaucoup mieux conserver l'estime de nous-même si nous ne devons pas affecter d'avoir conquis au début ce que nous n'aspirons à conquérir qu'à la fin, l'affection personnelle de tous ceux auxquels nous donnons nos soins.

Si nous nous rappelons que ceux-ci inconsciemment nous font une faveur, en nous donnant l'occasion de leur passer une partie de ce que nous avons, et si nous nous rappelons de même que bien qu'en présence d'un besoin réel nous n'en sommes pas moins reconnaissants à ceux qui ont besoin de ce que nous avons à donner, si nous n'oublions pas cela, nos efforts conserveront l'humilité qui convient, sans teinte de pharisaïsme.

2. Le second principe est celui-ci : *il faut donner comme quelqu'un qui transmet une chose qui ne lui appartient pas en propre*. Ce principe est bien connu à l'égard de l'argent et qui tant soit peu réfléchit sait bien que son argent n'est pas à lui, que cet argent soit de fait en tutelle ou non, le seul droit qu'il ait, est de choisir judicieusement l'usage qu'il en fera. Il a le droit de le garder seulement le temps nécessaire pour trouver la meilleure occasion de le passer à d'autres.

Nous devrions avoir ce sentiment de tutelle pour tout ce que nous avons et que nous désirons donner : beauté, connaissances, éducation, affection et courage. Il faudrait donner tout cela, si l'on pouvait, non avec une attitude vertueuse ni avec la conscience de donner quelque chose qui nous appartient, mais avec l'attitude d'une personne qui a reçu d'énormes richesses sans les mériter et qui voudrait les partager parce qu'elles ne lui appartiennent pas.

3. Nous devons *édifier* en même temps que nous *donnons* parce que les effets du don seul ne sont pas durables. Nos corps et nos âmes sont ce qu'ils sont par suite des éléments qui y ont été déposés et assemblés par la nature et l'homme. La même énergie qui se consume dans nos corps et dans nos consciences devrait créer en nous le désir d'édifier en donnant parce que nous avons été nous-mêmes créés à l'aide de ces dons.

4. Nous devons *donner* et *prendre*. C'est là une autre forme de dons transmis. Nous ne pouvons donner que ce que nous avons pris. Si donc nous laissons notre vie se limiter, se rétrécir, s'atrophier de telle sorte que nous n'absorbons pas constamment des énergies nouvelles ou que nous ne rafraîchissons pas celles que nous avons absorbées durant les années précédentes, nous n'avons bientôt plus rien à donner. J'ai déjà parlé de la laideur et de l'abattement que j'ai trop souvent

constatés dans la vie des assistances sociales. Cela existe en partie parce qu'elles sont amenées fréquemment à donner sans se soucier de renouveler la source de leurs dons. Elles ne prennent pas suffisamment pour pouvoir donner. Elles donnent jusqu'à l'épuisement, jusqu'à l'exhaustion.

5. Nous devons donner non comme des gens qui veulent amoindrir la misère du monde, par pitié, mais comme des gens qui veulent se libérer, s'acquitter envers un monde débordant de gloire et de générosité pour nous. Nous voulons faire partager notre enthousiasme. La pitié a conduit Schopenhauer au pessimisme. La pitié qu'il ressentait pour le monde était telle qu'à son avis la meilleure chose à faire était d'en sortir par le suicide. La pitié ne conduit pas inévitablement vers l'assistance sociale.

Mais si nous admirons une personne, c'est un devoir pour nous de communiquer notre enthousiasme à quelqu'un, de le faire partager. Tous les devoirs du chrétien pourraient se résumer dans le devoir qui consiste à faire

partager le sentiment de beauté et d'admiration qu'il ressent pour le Christ. Faire partager l'enthousiasme que nous pouvons avoir
est peut-être la seule action que nous pouvons
accomplir avec la certitude de son utilité dans
le monde.

6. Mais cela ne peut se faire sans un effort
préalable pour donner une forme à notre sentiment d'admiration ou de gratitude, pour
l'exprimer de façon à ce qu'il puisse être compris. Notre enthousiasme n'est que du bruit,
de l'animation s'il ne revêt pas une forme,
s'il n'y a pas effort pour le modeler. Tel que
j'ai décrit le désir d'assistance sociale, expression de notre gratitude pour le fonds d'énergie qui se déverse en nous, on pourrait se
demander où commence et où finit cette énergie quand le libre arbitre de l'individu entre
en jeu, et ce qu'est l'individu.

L'individu, c'est l'agent qui concentre, qui
forme, qui rend compréhensible, qui exprime
les dons d'énergie déposés en lui gratuite-
ment. Et c'est parce que son existence est
quelque chose de miraculeusement nouveau

dans le monde, tout ce qui est nouveau est miraculeux, c'est parce qu'il est miraculeusement différent de tout autre être humain que les dons qu'il apporte seront différents de tous les autres. Il est quelquefois réconfortant de considérer une empreinte digitale. Nous nous demandons s'il y a une raison quelconque pour que l'individu qui porte notre nom subsiste à la surface du globe. Il est bon alors que nous retournions à des faits simples et élémentaires comme les empreintes digitales, et aboutissions à la conclusion presque inévitable que le reste de notre corps et de notre âme doit être aussi unique que cette empreinte et qu'il y a en eux quelque chose d'aussi original à donner au monde. Je ne doute pas un instant qu'il n'y ait en réserve pour chacun de nous un travail beaucoup plus individuel que nous n'en avons jamais accompli.

Si donc nous avons raison de donner notre assistance sociale simplement comme des gens qui transmettent à d'autres, sous forme de reconnaissance et d'admiration, les énergies qui créent nos corps et nos âmes, cependant nous pouvons être assurés qu'un jour viendra où, ayant exécuté notre tâche propre, nous serons à même de donner comme cela n'a jamais été fait et ne sera jamais fait de nouveau.

Si nous n'avons pas la présence d'esprit de saisir l'occasion de donner une forme particulière, différente de toute autre, à cette force, à cette poussée qui est en nous et qui veut s'exprimer, c'est une occasion rare d'assistance sociale que nous laissons échapper.

7. Puisque notre besogne consiste à être des agents de transmission, il est nécessaire un jour ou l'autre que ceux à qui nous donnons sachent bien que nous nous rendons compte que nous ne sommes rien autre. Ils accepteront alors sans honte ce qu'ils sauront ne pas prendre de nous-mêmes. Il n'y aura aucun soupçon de supériorité de celui qui donne sur celui qui reçoit si nous indiquons nettement que nous donnons en partage ce que nous serions gênés de ne pas partager avec d'autres. Nous partageons ayant en vue tous les bienfaits que nous avons reçus, toute

la beauté qui nous rend muets d'admiration,
tout le flot d'affection que nous n'avons jamais
payé de retour. Nous savons que nous sommes les branches d'une vigne, que la sève
de cette vigne coule dans nos veines et par
nous se répand jusqu'aux plus délicates vril-
les.

MAYENNE, IMPRIMERIE CHARLES COLIN